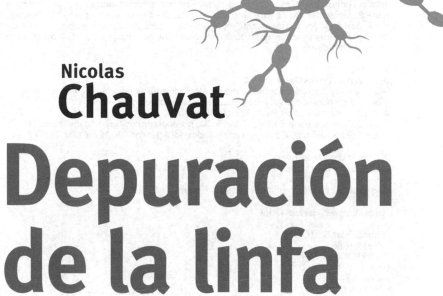

Nicolas
Chauvat

Depuración de la linfa

**Método global
para luchar contra
los radicales libres
y la inflamación
y evitar enfermedades
crónicas**

Traducción de Pablo Romero Alegría

© 2022, por Nicolas Chauvat.
Título original: *Détoxification de la lymphe. Méthode globale pour lutter contre les radicaux libres, les inflammations et éviter certaines maladies chroniques.*
© 2023. De la traducción, Pablo Romero Alegría
© 2023. De esta edición, Editorial EDAF, S.L.U., por acuerdo con Guy Trédaniel ediciones. 19, rue Saint-Séverin. 75005 Paris, representados por Agence CGR, 36 rue Cler. 75007 Paris.

Diseño de la portada: Marta Elza
Ilustraciones/figuras de interior: adaptadas del original

Maquetación y diseño de interior: Diseño y Control Gráfico, S.L.

Todos los derechos reservados

Editorial Edaf, S.L.U.
Jorge Juan, 68,
28009 Madrid, España
Teléf.: (34) 91 435 82 60
www.edaf.net
edaf@edaf.net

Ediciones Algaba, S.A. de C.V.
Calle 21, Poniente 3323 - Entre la 33 sur y la 35 sur
Colonia Belisario Domínguez
Puebla 72180, México
Telf.: 52 22 22 11 13 87
jaime.breton@edaf.com.mx

Edaf del Plata, S.A.
Chile, 2222
1227 Buenos Aires (Argentina)
edafadmi@gmail.com

Edaf Chile, S.A.
Huérfanos 1178 - Oficina 501
Santiago - Chile
Telf: +56 9 4468 05 39/+56 9 4468 0597
comercialedafchile@edafchile.cl

Mayo de 2023

ISBN: 978-84-414-4237-5
Depósito legal: M-10558-2023

PRINTED IN SPAIN   IMPRESO EN ESPAÑA
COFÁS

Índice

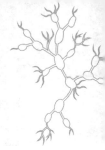

Una reflexión del autor

Bibliografía

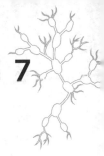

Cómo afrontar la lectura

«La acumulación de conocimiento
no es conocimiento».

—Alberto Manguel

Dice un proverbio que el conocimiento nos hace libres, pero elude un importante matiz: el saber, cuando deja de evolucionar, puede convertirse en una prisión.

La verdadera medicina —moderna o tradicional, occidental u oriental— no consiste en aprenderse de memoria un manual para obtener un diploma, sino que tiene por fin sanar al enfermo. Pero para sanar no basta con saber, lo importante es comprender. Comprender cómo funciona el cuerpo humano, comprender las particularidades del paciente, comprender el origen de la enfermedad y comprender cómo debe actuar el remedio que se prescribe.

Este libro contiene muchos consejos para depurar la linfa y estimular su circulación, pero es mucho más que una mera recopilación de reglas de oro. Una vez que cierre estas páginas, conocerá mejor el funcionamiento del cuerpo humano en su conjunto y, en consecuencia, estará en condiciones de analizar la causa de determinados problemas de salud y adaptar su estilo de vida (en cuanto a alimentación, deporte o técnicas de masaje, entre otros) para ponerles solución de la manera más eficaz posible.

Esta obra pretende actuar como transmisor de conocimiento y para ello recoge explicaciones sencillas, pero precisas, de las particularidades de la anatomía del cuerpo humano (sistema digestivo, sistema nervioso y vasos sanguíneos y linfáticos), y presenta además numerosos mecanismos de la biología celular (metabolismo energético, inmunología, genética).

La lectura de este libro puede afrontarse de dos maneras. La primera, y más tradicional, sería leer las páginas linealmente, una tras otra. La segunda opción consistiría en acceder directamente a consejos concretos para mantener un estilo de vida saludable en su día a día. Puede hacer una primera lectura fijándose únicamente en las secciones que llevan por título «Información clave». En ellas descubrirá rápidamente un método global para depurar su sistema linfático. Con una segunda lectura, página a página, llegará a comprender mejor la eficacia de este método y qué puede hacer para adaptarlo a sus propias necesidades.

«¡Estudia! No para saber una cosa más,
sino para saberla mejor».

—Séneca

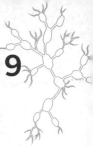

Introducción

La linfa, misterioso líquido con origen en las profundidades de nuestro cuerpo y conexión directa con cada uno de nuestros órganos, transporta numerosas moléculas desconocidas en el pasado que tienen la capacidad de modificar el comportamiento de nuestras células a distancia. Muy difícil de observar incluso bajo el microscopio, su red de circulación ha pasado desapercibida durante mucho tiempo. El sistema linfático, ese gran desconocido para el público general, es para el campo de la investigación médica lo mismo que los abismos del fondo marino para los geólogos y oceanólogos: una de las últimas fronteras por conquistar.

Descubierta por los más destacados médicos griegos de la Antigüedad, la linfa regresó a principios del siglo xxi al primer plano de interés de la comunidad científica. Algunas enfermedades modernas que aún nos ocultan secretos, como ciertos tipos de cáncer, la diabetes, los trastornos cardiovasculares, el deterioro cognitivo, el síndrome del intestino irritable, el asma y otras reacciones autoinmunes, tienen algo en común: guardan relación con un desequilibrio que afecta a la red linfática.

El desarrollo de dispositivos de medición y observación en los últimos decenios ha permitido revelar su contenido. Y la sorpresa fue mayúscula: lejos de ser únicamente sangre sometida a un proceso extremo de filtrado —como era la creencia extendida—, la linfa contiene una gran variedad de moléculas que están prácticamente ausentes de la circulación sanguínea. La linfa desempeña un papel fundamental en el mantenimiento de nuestras funciones vitales, ya que está en el origen de la inmunidad y de la desintoxicación del cerebro, es el punto de paso ineludible para muchas vitaminas y nutrientes y conforma la red de comunicación que une a todos los órganos.

Este libro, redactado desde una perspectiva inmunológica y fundamentado en recientes descubrimientos sobre los procesos de propagación de la inflamación, se diferencia de otros por su intención de no limitarse a proponer una selección de técnicas para estimular la circulación linfática. Se basa en la premisa de que es necesario empezar por depurar el contenido de la linfa antes de ponerla en movimiento, ya que, de lo contrario, los problemas originalmente localizados en un solo órgano podrían extenderse por todo el cuerpo.

Concebida para mejorar los conocimientos de los profesionales sanitarios pero redactada en un lenguaje fácilmente comprensible también para aquellas personas preocupadas por su salud y por la de sus seres queridos, esta obra combina profundos conocimientos teóricos con consejos prácticos y de fácil aplicación. El primer capítulo le brindará información rigurosa y breve sobre el funcionamiento del sistema linfático. Con tales conocimientos, podrá comprender mejor y, sobre todo, aplicar mejor los métodos de los dos capítulos siguientes, cuyo objetivo es, respectivamente, depurar el contenido de la linfa y reactivar su circulación. A diferencia de otras publicaciones, que únicamente describen una serie de técnicas de masaje, este libro le ofrece un enfoque sanitario integral que también incluye la nutrición y otros aspectos de nuestro estilo de vida (prácticas deportivas, posiciones para respirar y dormir, etc.).

1

La linfa, al detalle

El descubrimiento de la linfa: un recorrido por la historia

Un misterioso líquido que ha pasado desapercibido durante mucho tiempo

La linfa, con su complejidad inherente, su ausencia de color y su presencia en todo el organismo —a pesar de que ningún órgano se ocupa específicamente de su circulación—, ha sido durante mucho tiempo uno de los elementos del cuerpo humano más misteriosos. Al entrar en contradicción con los prejuicios que estructuran el inconsciente de la humanidad, tuvieron que pasar varios milenios hasta que se descubrió su existencia y se entendió el papel absolutamente necesario de este fluido corporal para mantener todas nuestras funciones vitales.

La Antigüedad:
descubrimiento de misteriosos líquidos denominados «linfas»

En primer lugar, es importante saber que el contenido de la linfa varía en gran medida según el lugar en el que se encuentre. Por eso, no se habla de una sola «linfa», sino de varias «linfas». La primera que se descubrió se ubica en el sistema digestivo. Llamada *quilo*, contiene una gran cantidad de lípidos procedentes de la alimentación, que le confieren un aspecto lechoso. Este color blanquecino facilitó su observación por parte de los griegos, que fueron los primeros en describirlo tras disecciones practicadas a animales.

A excepción de la mencionada particularidad del quilo, la linfa es principalmente transparente. Esto explica su nombre, que se deriva del griego antiguo *lymphos* y remite a las ninfas, las deidades del agua y las fuentes. Hipócrates, considerado el padre de la medicina, fue uno de los primeros en detectar la existencia de linfas incoloras gracias a su acumulación en pequeñas glándulas llamadas ganglios. En su tratado sobre las glándulas (*Peri Adenon*), describe su presencia en las axilas, el cuello, las orejas, el abdomen y alrededor de los riñones.

Sin embargo, pese al descubrimiento ya en la Antigüedad de esta «segunda sangre» —a veces lechosa, a veces incolora—, su origen fue un misterio hasta el siglo xx. Como veremos en los siguientes capítulos, la linfa está formada por el líquido presente en el «espacio intersticial» que separa los capilares sanguíneos de nuestras células. El tamaño minúsculo de esta parte de la red linfática impedía su observación al microscopio; por ello, los médicos de la época solo podían especular sobre el origen de su formación.

Así, podemos entender que, al igual que los límites de nuestra ciencia moderna vienen determinados por la capacidad de medición de nuestros aparatos, en la Antigüedad el alcance del conocimiento humano se restringía a lo que era visible a simple vista. Los griegos no podían observar los lugares de formación de la linfa, pero gracias a su curiosidad y perseverancia, consiguieron detectar algunas partes de la red linfática. Aristóteles, por ejemplo, logró describir los vasos linfáticos, que le parecían estructuras fibrosas intermedias entre las de las venas y los nervios.

Galeno, por su parte, descubrió el timo, pero no alcanzó a comprender su función en las respuestas inmunitarias. Sugirió que la linfa circulaba por las venas de los intestinos para transportar lípidos hasta el hígado, siendo así uno de los primeros en atribuirle una función nutritiva. Los errores de Galeno pueden enseñarnos mucho sobre nuestra condición humana. Dotado de una mente privilegiada, contribuyó en gran medida al progreso de la ciencia, pero desgraciadamente el mal uso de sus teorías a lo largo de los tiempos ha empañado en gran medida su legado. Galeno no fue un genio incomprendido. Por el contrario, considerado el fundador de la medicina occidental, sus teorías fueron víctimas de su propio éxito. Durante siglos tuvieron la consideración de dogmas irrefutables que todos los estudiantes de medicina debían aprender y recitar de memoria para gozar del reconocimiento de sus compañeros. Y así, aunque el propio Galeno insistió en todas sus investigaciones en la importancia de observar la anatomía, sus sucesores sacralizaron en exceso sus enseñanzas y fundaron el galenismo, una doctrina rígida que obstaculizó gravemente el progreso del conocimiento durante toda la Edad Media.

El Renacimiento:
una revolución copernicana en el campo de la medicina revela el misterio de la anatomía de la red linfática

No fue hasta el siglo XVII cuando se pudo retomar libremente la experimentación. Este periodo se presenta a menudo como la edad de oro de la investigación sobre el sistema linfático. Hubo tal cantidad de descubrimientos que resulta difícil mencionarlos todos. Sin embargo, cabe destacar que el italiano Gaspare Aselli reveló la presencia de vasos quilíferos en el intestino delgado, mientras que los franceses Jean Pecquet y Thomas Bartholin descubrieron la cisterna del quilo y el conducto torácico, respectivamente. Otro ejemplo es el neerlandés Frederik Ruysch, gracias a quien se empezaron a comprender mejor los mecanismos de la circulación linfática a raíz de su descubrimiento de la existencia de válvulas en los vasos linfáticos.

Los numerosos estudios realizados en aquella época sobre la anatomía del cuerpo humano supusieron una auténtica revolución en el campo de la medicina. No solo acabaron con los dogmas académicos tradicionales que afirmaban que la sangre se producía y se ponía en movimiento en el hígado, sino que también revelaron que el retorno de la linfa al torrente sanguíneo general no tiene lugar en este órgano, sino en el «conducto torácico» situado cerca del corazón.

Finales del siglo xix:

los descubrimientos de Pasteur
y los inicios de la inmunología concitaron
de nuevo toda la atención
en torno a la linfa

Sin duda, la Ilustración permitió comprender mejor la estructura del sistema linfático. Los mecanismos de la circulación linfática planteaban ya menos misterios, pero la función inmunológica de este líquido incoloro seguía siendo en gran medida desconocida.

El Renacimiento había liberado las mentes, pero la medicina seguía restringida al análisis de los fenómenos visibles.

«¿Cómo va a especular una mente seria sobre sustancias invisibles imaginarias que flotan como fantasmas?», se cuestionaba la línea de pensamiento imperante en la época. Los científicos más brillantes se han topado en demasiadas ocasiones con el dogmatismo. Aunque a menudo se acusa a la religión de haberse opuesto a la evolución del conocimiento, el estudio de la historia de la ciencia revela la existencia de una «corrección científica» que también ha obstaculizado la comprensión del funcionamiento del cuerpo humano. Pasteur es probablemente una de las víctimas más conocidas del dogmatismo científico. Respetado en la actualidad como uno de los padres de la medicina moderna, en su época fue duramente criticado por sus colegas por haberse atrevido a afirmar que el origen de ciertas enfermedades no está vinculado a un desequilibrio de los «humores», como afirmaba Galeno, sino a la presencia de «gérmenes» invisibles.

Este cambio de paradigma allanó el camino para una mejor comprensión no solo de las bacterias y los virus, sino también de cómo nuestro cuerpo puede protegerse de ellos. El descubrimiento del sistema inmunitario dio otro gran paso gracias a Elijah Metchnikoff y Paul Ehrlich, que observaron la existencia de células capaces de tragar y «digerir» bacterias. Estas células fagocíticas pertenecen a la llamada inmunidad innata. Reciben este nombre porque conforman la primera línea de defensa contra la infección y porque actúan de forma rápida pero inespecífica. Es decir, no tienen en cuenta el tipo de patógeno contra el que luchan.

Segunda parte del siglo xx:

el descubrimiento de una célula mensajera que migra en la linfa pone fin al dogma de la separación entre inmunidad innata y adquirida

La inmunidad innata es diferente de la inmunidad adquirida, que se basa en la capacidad de aprendizaje de determinadas células para reconocer a un agresor y elegir la mejor manera de combatirlo. Estos mecanismos de defensa especializados empezaron a ser más conocidos en los años sesenta gracias al australiano Jacques Miller, que identificó el papel del timo en la maduración de unas células inmunitarias especiales: los linfocitos T. Con este descubrimiento se empezó a tomar conciencia de la importancia de este órgano, hasta entonces ampliamente infravalorado. Estos avances se confirmaron poco después con un nuevo experimento de Jacques Miller que, junto con Graham Mitchell, demostró que en este órgano los linfocitos T cooperan con los linfocitos B y estimulan entre estos últimos la producción de anticuerpos ante determinadas infecciones (específicamente, las provocadas por patógenos extracelulares).

Así, el papel inmunitario de los órganos linfáticos y de la linfa era cada vez más evidente. Lamentablemente, estos descubrimientos también condujeron a la aparición de un nuevo dogma. Las teorías de la época, basadas en la oposición entre inmunidad innata y adquirida, limitaban la comprensión de la complejidad de nuestras defensas naturales. La observación en 1973 de la célula dendrítica permitió invertir la concepción dualista de las defensas naturales. En efecto, aunque tiene su origen en la inmunidad innata, es capaz de migrar en la linfa desde los tejidos infectados hasta los ganglios linfáticos más cercanos para presentar antígenos a los linfocitos T que, a su vez, los presentan a los linfocitos B. Esta extraordinaria célula convierte así al sistema linfático en una red de comunicación entre dos partes de nuestra inmunidad que se creían independientes.

Última parte del siglo xx:
el descubrimiento de misteriosas moléculas que circulan por la linfa, armas de doble filo que propagan la inflamación por todo el cuerpo

Otro paso importante para la comprensión de las diferentes funciones de la linfa lo dieron Igal Gery y Byron H. Waksman, que demostraron la capacidad de las células inmunitarias para comunicarse incluso cuando están muy alejadas entre sí. Sus investigaciones revelaron la existencia de unas moléculas, a las que llamaron entonces *lymphocyte activating factor*, que permiten a unas células modificar el comportamiento de otras células a distancia. Estas proteínas, que llegaron a ser muy conocidas entre el gran público a raíz de la epidemia de COVID-19 con el nombre de *citoquinas*, desempeñan un papel esencial en las respuestas inflamatorias.

Su estudio se ha convertido en una de las prioridades de la investigación médica. El motivo del interés que despiertan radica en que, si bien las citoquinas son secretadas por nuestras células inmunitarias para luchar contra las agresiones, se empieza a observar que las alteraciones en su producción están en el origen de numerosas patologías, como la diabetes o el síndrome del intestino irritable, y enfermedades neurodegenerativas, como el Alzheimer o la esclerosis múltiple. En el capítulo 2 hablaremos de la influencia de la dieta en la producción de estas moléculas mensajeras en la sangre y la linfa.

Las investigaciones del inmunólogo japonés Shimon Sakaguchi han arrojado luz en este campo del conocimiento al revelar la existencia de un linfocito responsable de reducir las respuestas inflamatorias. Se trata del linfocito T-reg. Este descubrimiento confirmó que el mantenimiento de un buen estado de salud no solo reposa en la capacidad de nuestro organismo para luchar contra los virus y las bacterias, sino también en la presencia de mecanismos de retroalimentación que son esenciales para evitar que el sistema inmunitario se descontrole.

El siglo xxi:

dos grandes descubrimientos, revelado al fin el origen de la linfa y primera detección en el cerebro

Tenemos muchos más conocimientos que nuestros antepasados, pero ¿es nuestra sabiduría superior a la suya? Es improbable. La investigación científica sigue siendo víctima del dogma y de la dificultad de pensar fuera del marco establecido por la «corrección científica». La década de 2010 estuvo marcada por dos descubrimientos que hicieron caer dos teorías dominantes en el mundo académico.

La primera se refiere al campo de la neurociencia. Hasta hace muy poco, se aceptaba de manera generalizada que el cerebro estaba separado del resto del cuerpo por un sistema llamado «barrera hematoencefálica». La comunidad científica pensaba que el sistema nervioso central estaba aislado del sistema inmunitario del resto del cuerpo. El descubrimiento de la existencia de misteriosos canales dentro del cerebro ha puesto en tela de juicio este dogma y ha abierto el camino a una mejor comprensión del papel biológico del sueño y de los mecanismos que conducen a la aparición y el agravamiento de ciertas enfermedades neurodegenerativas. Este libro es una de las primeras obras destinadas al público en general sobre la linfa que trata este tema en detalle.

El segundo gran descubrimiento también se refiere a la linfa. El orgullo había llevado a algunos modernos a apresurarse a afirmar que la ciencia ya había logrado revelar la totalidad de los órganos del cuerpo humano y que no quedaba nada por descubrir. En 2017, investigadores irlandeses de la Universidad de Limerick demostraron una vez más que la naturaleza sigue escondiendo misterios al revelar la existencia del órgano número 80. A diferencia de otros órganos, no se localiza en una parte concreta del cuerpo, sino que se distribuye por todo el organismo. Se trata en efecto de la capa de tejido presente entre la piel y los tejidos subyacentes. Denominado intersticio, contiene un líquido que se convierte en linfa cuando es absorbido por los vasos linfáticos.

La formación de la linfa

Mecanismos por fin dilucidados

El refrán «ojos que no ven, corazón que no siente» es popular no solo en las relaciones de pareja, sino también, por desgracia, en muchos otros ámbitos. La medicina, por ejemplo, no escapa a esta rareza de la mente humana. Efectivamente, si se pregunta a varias personas cuál es el líquido que circula en mayor cantidad por el cuerpo humano, es muy probable que la mayoría de ellas responda «la sangre». Fácil de percibir por su vistoso color rojo y las fuertes pulsaciones del músculo cardíaco, la sangre es la que atrae todas las miradas. En realidad, está lejos de ser el líquido más abundante en nuestro cuerpo. Si también se tienen en cuenta los fluidos no circulantes, solo ocupa el cuarto lugar. El líquido que circula con más abundancia por nuestro organismo es ignorado con mucha frecuencia por el gran público: se trata de la linfa. Un adulto tiene casi el doble de linfa (ocho litros) que de sangre (cuatro litros).

Una de las grandes características de la linfa es que, a diferencia del plasma sanguíneo, su cantidad puede variar en algunos litros en el cuerpo de un mismo individuo en pocos días, dependiendo de su dieta, estilo de vida y estado de salud.

Pero antes de tratar las diferentes formas de depurar la linfa (capítulo 2) y de estimular su circulación (capítulo 3), es importante entender cómo se forma este líquido. Aunque es esta una cuestión que se trata desde el primer capítulo de este libro, conviene recordar que las preguntas sobre el origen de la linfa permanecieron sin respuesta desde la Antigüedad hasta el siglo xx. A lo largo de la historia, muchas generaciones de médicos, al desconocer su lugar de formación (por carecer de potentes microscopios), hubieron de enfrentarse a la dificultad de prescribir tratamientos para las enfermedades causadas por el exceso de linfa o su mala circulación.

Al examinar la red linfática, hay que recordar que el cuerpo humano funciona como un solo conjunto global. Por ello, hay que tener presente que el análisis del funcionamiento de alguna de sus partes precisa la observación de cómo interactúa esta con todo el sistema al que pertenece. El estudio de la formación de la linfa implica, por tanto, el estudio del funcionamiento de la circulación sanguínea, así como de los principales mecanismos del metabolismo de nuestras células.

El conocimiento nos hace libres. Nos permite adoptar cierta distancia con las soluciones que se nos ofrecen para resolver nuestros problemas. Esto justifica que, en las facultades de medicina, los alumnos aprendan el funcionamiento del cuerpo humano antes de empezar a estudiar los medicamentos. Esta metodología debería aplicarse también en el ámbito de la llamada medicina alternativa u holística. Tras haber trabajado en una herboristería en París, ahora vivo en Japón, donde he abierto mi propia tienda. Imparto regularmente conferencias para formar a terapeutas que emplean aceites esenciales o técnicas de masaje para aliviar el dolor de sus pacientes. Siempre me sorprende que, si bien muchos de ellos conocen una lista asombrosa de plantas, suelen tienen dificultades para diferenciar sus modos de acción. Esto sucede porque, en su formación, se limitan a memorizar los supuestos efectos de cada una de ellas. Por ejemplo, de nada sirve recordar que el romero y la amapola son buenos para la tos. Lo importante es entender que el primero es antiséptico y, por tanto, adecuado para la tos productiva, mientras que la segunda tiene un efecto calmante más adecuado para la tos seca. ¿Qué opinión le merecería un médico que le recetara un tratamiento sin haber comprendido el origen de la enfermedad ni la composición y el campo de acción de los medicamentos? Si algo no es tolerable en la medicina convencional, tampoco lo es en la medicina natural.

Aconsejo encarecidamente a los lectores más científicos que retengan la información que viene a continuación, pues les ayudará a comprender mejor el funcionamiento del cuerpo humano. Gracias a ellos tendrá cierta autonomía para la aplicación de los consejos que se dan en los capítulos 2 y 3 de este libro, y podrá además juzgar la pertinencia de otros métodos que le sugerirán especialistas o amigos o que descubrirá por sí mismo a través de la lectura de otras obras.

Si no quiere lidiar con información demasiado compleja, puede dirigirse directamente a la parte «Información clave» que figura unas páginas más adelante.

Descripción de la circulación sanguínea
para una mejor comprensión de la formación de la linfa

Es sabido que la circulación de la sangre por los vasos que recorren el cuerpo humano responde a los impulsos del musculo cardíaco. Sin embargo, la forma en que este líquido distribuye los nutrientes y el oxígeno que contiene es menos conocida por el público en general. Hay incluso quien cree que los vasos sanguíneos son tubos inertes.

Un rápido estudio de la anatomía del sistema circulatorio aclara algunos prejuicios. Para empezar, es importante destacar que la principal diferencia entre una arteria y un pequeño vaso capilar no es su diámetro, sino la estructura de sus paredes. Las arterias tienen como única finalidad el transporte de la sangre. Sometidas a una elevada presión, se componen de tres capas: un endotelio antiadherente que permite el deslizamiento del fluido, una capa de músculo liso cuya contracción o relajación varía la presión y una «túnica exterior» formada principalmente por colágeno que garantiza la estanqueidad. Los pequeños capilares, por su parte, tienen un cometido diferente. Además de permitir la circulación de la sangre, deben garantizar la llegada de los nutrientes y el oxígeno a las células de los tejidos por los que pasan. Por este motivo, los capilares de los tejidos no son estancos. Al carecer de una gruesa capa de colágeno y músculo liso, muchos de ellos están formados por células endoteliales ligeramente espaciadas entre sí y una membrana basal incompleta. Los huecos en la membrana y los espacios entre las células endoteliales permiten la formación de «ventanas» por donde salen las pequeñas moléculas de los capilares sanguíneos para llegar a las células.

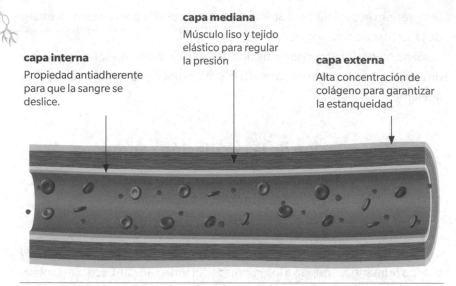

capa mediana
Músculo liso y tejido elástico para regular la presión

capa interna
Propiedad antiadherente para que la sangre se deslice.

capa externa
Alta concentración de colágeno para garantizar la estanqueidad

Estructura de una arteria

Función: transportar la sangre y asegurar la estanqueidad a pesar de la alta presión de los latidos del corazón.

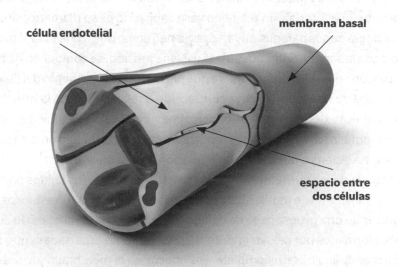

célula endotelial

membrana basal

espacio entre dos células

Estructura de un vaso capilar

Función: transportar la sangre y dejar que pase parte de su contenido para alimentar a las células de los tejidos.

Las principales moléculas que se filtran por los capilares sanguíneos son el agua, el oxígeno y los nutrientes (lípidos, glúcidos, vitaminas, aminoácidos y minerales). Las moléculas más grandes, como las proteínas plasmáticas (albúmina) y los glóbulos rojos, permanecen en el torrente sanguíneo. He aquí el motivo por el cual el líquido que sale de los capilares es transparente y no rojo como la sangre.

La cantidad de fluido que se filtra por los capilares asciende a varios litros al día. Por lo tanto, es de vital importancia que vuelva al torrente sanguíneo muy rápidamente después de su salida. El estudio de los diferentes mecanismos que permiten su reingreso es un poco complejo, pero indispensable para comprender la formación de la linfa, de la que hablaremos en breve.

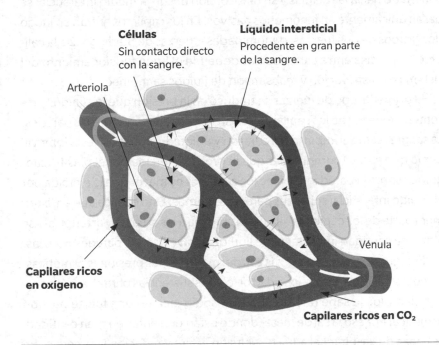

Células
Sin contacto directo con la sangre.

Líquido intersticial
Procedente en gran parte de la sangre.

Arteriola

Vénula

Capilares ricos en oxígeno

Capilares ricos en CO_2

Dirección de difusión de los fluidos dentro de un órgano o músculo

Como se puede apreciar en el diagrama anterior, las células de nuestros tejidos no están en contacto directo con la sangre. Están inmersas en un líquido denominado «líquido intersticial» que procede en gran parte de los fluidos que se han filtrado a través de los capilares sanguíneos. Una vez que estos fluidos han distribuido los nutrientes y el oxígeno que contenían, deben regresar al torrente sanguíneo. Hay dos maneras de hacerlo: directamente en los capilares o indirectamente a través de la linfa.

Al tomar conciencia de las fuerzas físicas que rigen la circulación de los fluidos, resulta más sencillo comprender los métodos utilizados para regular el flujo linfático a través de la dieta, el ejercicio y el masaje, que se tratarán en el capítulo 3.

La reabsorción por los capilares es el principal mecanismo para evitar la inundación del medio intersticial con fluidos procedentes de la sangre. Las siguientes líneas son un tanto técnicas, pero lo importante es recordar que, al carecer los capilares de un sistema de bombeo, la difusión de su contenido hacia las células y su reabsorción desde el medio intersticial se basan únicamente en fenómenos pasivos. En los capilares entran en juego dos grupos de dos fuerzas, denominadas «fuerzas de Starling». De la calibración precisa entre estas fuerzas depende el buen funcionamiento del sistema de distribución y reabsorción de fluidos sanguíneos.

El primer grupo de fuerzas se traduce en la presión que los fluidos presentes alrededor de los capilares y en su interior ejercen sobre las paredes. La sangre recibe el impulso del corazón y el líquido intersticial está inmóvil, por lo que es fácil comprender que la presión ejercida por el plasma sanguíneo sobre la pared interna de los capilares es mayor que la ejercida por el líquido intersticial sobre sus paredes externas. Esto explica que en la primera parte de los capilares —la parte cercana a las arterias y arteriolas— se filtre una cantidad importante de líquido a través de sus paredes porosas.

El segundo grupo de fuerzas está formado por las presiones osmóticas. En pocas palabras, es la capacidad de ciertas sustancias para atraer el agua. Por ejemplo, se sabe que los iones de sodio ejercen una fuerte presión osmótica. Por eso la sal de mesa, donde están presentes en gran cantidad, es capaz de «aspirar» el agua disuelta en el aire y reducir su humedad. En el capítulo 3 veremos que el consumo de sal puede afectar a la circulación linfática. Las proteínas también tienen la capacidad de «atraer» el agua. Su presión osmótica particular se conoce como presión oncótica. Así pues, las proteínas desempeñan un papel importante en la gestión de los fluidos corporales. Ahora bien, el estudio de la anatomía de los vasos sanguíneos nos ha demostrado que las fisuras existentes en los capilares son demasiado pequeñas para permitir el paso de las grandes proteínas del plasma. Esto explica que la sangre contenga una mayor concentración de proteínas que el líquido intersticial. Por lo tanto, se puede deducir que la presión oncótica que atrae a los fluidos hacia el interior de los capilares es mayor que la presión oncótica que los atrae hacia el medio intersticial.

Para resumir la ecuación, hay dos fuerzas principales que trabajan en direcciones opuestas. La presión hidrostática favorece la salida de líquido de los capilares y la presión oncótica, por el contrario, favorece su absorción. Si estas dos fuerzas fuesen perfectamente equivalentes, no podría producirse ningún intercambio; y si una de ellas fuese mucho mayor que la otra, entonces la circulación de los fluidos se produciría solo en una dirección. Este sistema funciona gracias a la variación de la presión sanguínea dentro de los capilares. Esta presión es alta en su primera parte (cerca de la arteriola) para que los fluidos salgan al medio intersticial, mientras que disminuye lo suficiente en su segunda parte (cerca de las vénulas) para permitir que la presión oncótica ejercida por las proteínas de la sangre reabsorba parte del líquido intersticial.

Primera parte del capilar

La presión sanguínea es mayor que la presión oncótica, por lo que el agua fluye hacia el líquido intersticial.

Segunda parte del capilar

La presión sanguínea desciende hasta un nivel inferior a la fuerza ejercida por la presión oncótica, de modo que parte del agua es reabsorbida por el capilar.

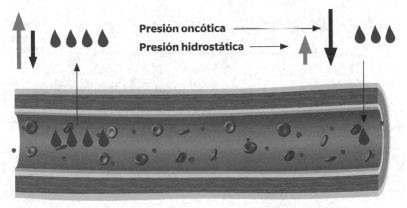

Presión oncótica

Presión hidrostática

Mecanismos de regulación del volumen de agua en los tejidos

Regulación directa por la circulación sanguínea.

Aunque ingenioso, este sistema de calibración de las fuerzas de Starling no es suficiente para garantizar la reabsorción de todos los fluidos que se han filtrado a través de los capilares. Se requiere otro sistema para evitar una inundación de líquido intersticial que podría alcanzar varios litros en un solo día.

Antes de analizar este mecanismo, es importante entender por qué los capilares no pueden reabsorber todos los fluidos que han liberado en el medio intersticial. Este fenómeno se explica por dos factores. El primero es fácil de entender. Aunque la presión disminuye en la parte de los capilares que está más cerca de las vénulas (porque esta parte está más alejada del corazón), sigue siendo lo suficientemente alta como para frenar la absorción de líquido. El segundo factor es la existencia de una presión osmótica en el medio intersticial. Cuando hablamos antes de esta fuerza, vimos que depende en parte de la presencia de sodio y proteínas. Sin embargo, hay que tener en cuenta que el sodio tiende a acumularse en el líquido intersticial. Además, aunque no recibe las proteínas más grandes de la sangre, sí que contiene otras proteínas. Esto se debe a que las células del medio intersticial liberan regularmente proteínas que no pueden regresar

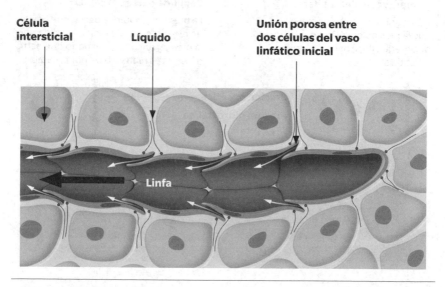

Célula intersticial

Líquido

Unión porosa entre dos células del vaso linfático inicial

Linfa

La formación de la linfa

Absorción del líquido intersticial por un vaso linfático inicial.

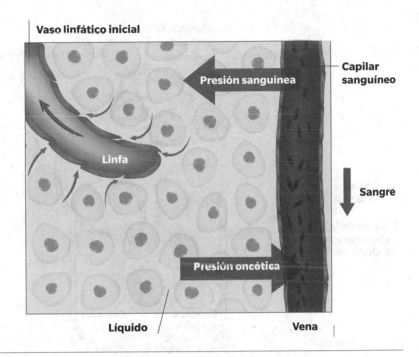

La formación de la linfa

La linfa se compone del exceso de líquido intersticial del torrente sanguíneo y del interior de las células. Los vasos linfáticos iniciales que se ubican cerca absorben estos líquidos.

al torrente sanguíneo por su excesivo tamaño. Estos desechos metabólicos que liberan nuestras células provocan un aumento de la presión oncótica en el medio intersticial. De este modo, aunque la oposición de las dos fuerzas oncóticas favorezca el movimiento de los fluidos desde el líquido intersticial hacia los capilares, no es suficiente para permitir la reabsorción de todos los fluidos.

En resumen, cabe concluir que los capilares no pueden reabsorber completamente el exceso de líquido del medio intersticial por dos razones: la presencia de grandes proteínas en el medio intersticial que «aspiran» el agua hacia ellas y la presión ejercida por los latidos del corazón sobre la pared interna de los capilares, que «expulsa» el agua al medio intersticial.

Los vasos linfáticos, en cambio, no están sometidos a la presión de la sangre y tienen paredes con poros lo suficientemente grandes como para

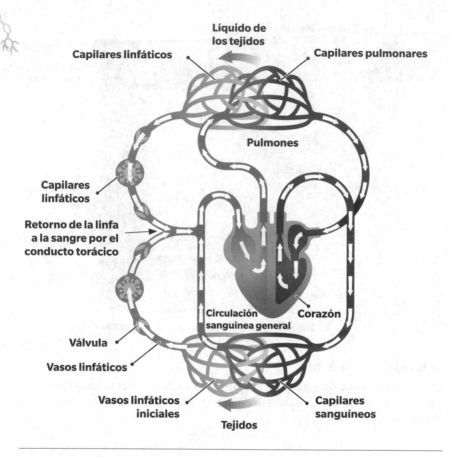

Enlace entre el torrente sanguíneo y el sistema linfático

permitir el paso de las proteínas. Esto explica que el sistema linfático sea capaz de reabsorber el exceso de líquido del medio intersticial.

Los vasos linfáticos iniciales están por tanto estructurados de tal manera que la ecuación de las fuerzas de Starling a la que están sometidos sus extremos facilita la absorción del exceso de líquido del medio intersticial. Los fluidos aspirados hacia el interior de la red linfática forman la linfa. El 83 % se devuelve al torrente sanguíneo a través del conducto torácico, por una vena cercana al corazón, tras un proceso de filtrado a cargo de los ganglios linfáticos y, en algunos casos, después de pasar por varios órganos linfáticos (como el timo). El 17 % restante vuelve a la sangre, principalmente a nivel de los ganglios linfáticos.

Si nuestras teorías actuales son correctas, la vida en nuestro planeta se originó en el fondo de los océanos. Este origen submarino explica que todos los organismos vivos conocidos estén formados en gran parte por agua. Esta última representa en promedio nada menos que el 67 % de la masa de un cuerpo humano. Así, un hombre con un peso de 70 kilogramos tiene unos 45,5 litros. Aun así, no somos conscientes de tener una cantidad de líquido tan importante en nuestro cuerpo. ¿Y cuál es el motivo? Pues que se distribuye armoniosamente entre varios fluidos diferentes.

Las células de nuestros músculos y órganos no están en contacto directo con la sangre, sino que se encuentran rodeadas de líquido intersticial. Se trata de un medio formado casi en su totalidad por fluidos procedentes de los capilares sanguíneos, filtrados a través de los pequeños poros de sus paredes. Una vez que estos fluidos han distribuido el oxígeno y los nutrientes que contienen entre las células, se reabsorben un poco más lejos a través de los mismos capilares. Este mecanismo de recuperación de los fluidos es posible gracias a la disminución de la presión sanguínea en la parte de los capilares situada cerca de las vénulas y a la acción de una fuerza denominada presión oncótica. Este término un tanto técnico designa simplemente el hecho de que la alta concentración de proteínas en la sangre permite que parte del exceso de líquido presente en el medio intersticial se aspire hacia el interior de los capilares.

Sin embargo, este sistema no es suficiente para recuperar todos los fluidos que han salido mediante filtración de los capilares sanguíneos. De hecho, los capilares solo reabsorben el 90 % de la cantidad de agua que sale de ellos. Para evitar que el medio intersticial se inunde con una cantidad de líquido cada vez mayor, numerosos vasos linfáticos recorren nuestros tejidos con la misión de succionar este exceso. Cuando el líquido intersticial entra en la red linfática, adquiere el nombre de linfa. Se producen aproximadamente 3 litros de linfa al día, la mayoría de los cuales se generan en el hígado (alrededor del 50 %). Este líquido se conduce luego a los ganglios linfáticos, donde el sistema inmunitario lo «escanea», para volver al torrente sanguíneo general a través de una vena ubicada cerca del corazón —el «conducto torácico»—.

La linfa procede de la sangre, y tiene un color transparente porque los glóbulos rojos no pueden filtrarse a través de los poros de los capilares debido a su tamaño.

Análisis de las múltiples funciones de la linfa

Mucho más que un mero sistema de drenaje

Análisis de la composición de la linfa:
descubrimientos recientes
que han asombrado
a investigadores de todo el mundo

Los conocimientos científicos siguen avanzando, pero el corazón humano permanece en esencia inalterable. Como ocurría con nuestros antepasados, nos cuesta dar importancia a lo que no podemos ver. Gracias a la evolución de nuestra tecnología, podemos observar partículas invisibles a simple vista, pero seguimos negando la existencia de aquello que escapa a la detección de nuestras máquinas. Hay quien afirmará que todo pensamiento científico serio debe refutar lo que no se puede ver. Personalmente, creo que antes de extraer una conclusión definitiva, cualquier médico o investigador debe preguntarse por el poder de las herramientas que utiliza y la forma en que se sirve de ellas.

Esta cuestión queda perfectamente patente en los retrasos acumulados en el ámbito de la investigación sobre la linfa. Con un color prácticamente transparente, la comunidad científica la ha subestimado durante mucho tiempo. Debido a su origen en los fluidos filtrados a través de los poros de los capilares sanguíneos y luego reabsorbidos por los vasos linfáticos, este líquido se ha considerado durante mucho tiempo sangre ultrafiltrada. Los primeros análisis de su composición parecían confirmar estas hipótesis. La linfa contenía en efecto una cantidad significativamente menor de proteínas y plaquetas que el plasma sanguíneo.

A la luz de estas conclusiones, resultaba natural desdeñar la importancia de este fluido. Este razonamiento era sensato; sin embargo, ¿era también científico? ¿No debería la ciencia ser cautelosa frente a las conclusiones precipitadas? ¿No debería basarse en una metodología rigurosa que incluya el cuestionamiento del protocolo de los experimentos? Con independencia de los resultados obtenidos tras el análisis de la composición de la linfa, es preciso plantearse al menos dos preguntas. La primera se refiere al lugar de donde se extrajo la muestra. Se sabe que la sangre de las venas contiene menos glúcidos y oxígeno que la de las arterias. Como la linfa también es un fluido circulante, cabe suponer que también está sometida a numerosas transformaciones. La segunda cuestión guarda relación con el equipo empleado para realizar las mediciones. ¿Tiene la suficiente precisión? Y la muestra, ¿se ha preparado adecuadamente?

Incluso a finales del siglo xx, resultaba muy difícil tomar linfa de los vasos iniciales, que son los lugares donde se forma. Cabe interesarse entonces por el lugar de extracción de la linfa para un experimento. Resulta evidente que si la muestra del líquido ya hubiera pasado por un ganglio linfático, su contenido sería evidentemente menos complejo porque, como veremos, la función de estas glándulas es precisamente eliminar ciertas sustancias en circulación.

Pero lo que ha dificultado enormemente el conocimiento acerca de los componentes de la linfa son las herramientas empleadas. Los avances realizados en este campo (espectrometría de masas) en los últimos veinte años han permitido realizar análisis mucho más detallados. Gracias a ellos, se ha podido descubrir que, si bien algunas moléculas están presentes en concentraciones mucho más bajas en la linfa que en el torrente sanguíneo, otras solo están presentes en la linfa. Consecuentemente, se puede concluir que la linfa no es sangre ultrafiltrada, sino un líquido diferente.

Un ingenioso sistema
de drenaje

Hemos visto con anterioridad que la linfa se forma mediante la absorción del exceso de líquido presente en el medio intersticial por parte de los vasos linfáticos. De ello se deduce que la función principal de la linfa es gestionar la distribución de los fluidos en el cuerpo humano. Sin este sistema de drenaje, gran parte del agua presente en la sangre se acumularía en los tejidos en menos de un día. Aunque este papel es de vital importancia, no es ni mucho menos la única función de la linfa. Es importante saber que, a pesar de su color transparente, este fluido no está compuesto únicamente por agua.

La mejora de las técnicas de extracción, así como el perfeccionamiento de los aparatos de medición, han permitido demostrar la presencia en la linfa de numerosas proteínas y cadenas de aminoácidos, así como de ciertos fosfolípidos, en concentraciones mucho más elevadas que las encontradas en la sangre. No es de extrañar. Hemos establecido antes una comparación entre la anatomía de los vasos sanguíneos y la de los vasos linfáticos. Hemos visto que los poros de los capilares son mucho más pequeños que los de los vasos linfáticos iniciales. Este es un detalle de gran importancia, porque hay que precisar que si bien la sangre no nutre el medio intersticial con proteínas de gran tamaño, este sí que contiene una cierta cantidad de ellas. Esto se debe a que las células de nuestros tejidos son como pequeñas fábricas, que producen una gran cantidad de residuos mientras trabajan. Tienen una vida útil limitada y todo su contenido se libera al medio intersticial cuando mueren de forma natural o tras ser destruidas por el estrés o el ataque de patógenos. Las moléculas secretadas por las células se formaron efectivamente a partir de nutrientes filtrados por los poros de los capilares, pero estos se apilaron dando lugar a estructuras demasiado grandes para atravesar nuevamente las paredes de los pequeños vasos sanguíneos.

De ello se deduce que, aunque los capilares reabsorben casi el 90 % de los fluidos liberados en el medio intersticial en el que se encuentran las células de nuestros tejidos, son principalmente los vasos linfáticos iniciales los que se encargan del drenaje de los residuos producidos por nuestras células. Estos se llevarán primero hasta los ganglios linfáticos más cercanos para someterlos al control de las células inmunitarias, que eliminarán algunos de ellos. El resto entrará en el torrente sanguíneo, donde se transportará al hígado y a los riñones para su procesamiento y posterior evacuación del cuerpo. Sin embargo, a veces este sistema de gestión de residuos y toxinas deja de funcionar. Esta saturación puede causar muchas enfermedades. En el capítulo 2 abordaremos en detalle la depuración del contenido linfático a través de la dieta y, en el capítulo 3, veremos cómo estimular su circulación.

... **INFORMACIÓN CLAVE** ....

Nuestras células están formadas por el conjunto de nutrientes filtrados a través de los poros de los capilares sanguíneos.

Las células pueden compararse con fábricas, pues liberan productos de desecho mientras están en funcionamiento y al morir.

Estos residuos son demasiado grandes para atravesar las paredes de los capilares sanguíneos; por ello, se drenan a través de los vasos linfáticos, cuyos poros son de mayor tamaño.

A continuación, estos residuos se transportan hasta los ganglios linfáticos antes de regresar al torrente sanguíneo general. Los ganglios linfáticos tienen un gran número de células inmunitarias, como los macrófagos, que eliminan de la linfa ciertos productos de desecho y posibles agresores. Sin embargo, es importante entender que se trata de reacciones de tipo inmunológico que no son de la misma naturaleza que la depuración que tiene lugar en el hígado y los riñones.

Un papel clave en la digestión
ignorado durante demasiado tiempo

La estructura de los vasos linfáticos iniciales —en concreto, las uniones de las células que conforman sus paredes— permite el paso de moléculas de gran tamaño. Tal y como acabamos de referir, tal disposición hace posible que estos vasos recojan los residuos metabólicos de las células que los capilares sanguíneos no pueden absorber. Este es el motivo por el cual el sistema linfático se suele considerar uno de los principales circuitos de depuración del cuerpo humano. Aunque esta función es muy importante, flaco favor estaríamos haciéndole a la linfa si la presentásemos únicamente como el sistema recolector de los desechos de nuestro cuerpo.

A raíz del estudio de la composición de la linfa se ha determinado que entre los componentes no hay solo «residuos», sino que existen numerosos nutrientes. Ahora se sabe que la linfa contiene muchos más lípidos y vitaminas A, D y E que la sangre.

Al principio de este capítulo, vimos que el primer líquido linfático que se descubrió, debido a su color blanquecino (resultante de una gran concentración de lípidos), fue el quilo intestinal. La presencia de grasas emulsionadas en la linfa sugiere que este fluido efectivamente tiene un cometido en el proceso de asimilación de determinados nutrientes.

Para valorar adecuadamente la importancia de la linfa en el transporte de nutrientes y entender la función de nuestra dieta para desintoxicar o, por el contrario, saturar el sistema linfático, es preciso abordar los grandes mecanismos que nos permiten digerir y asimilar nuestros alimentos. Una vez más, aconsejo a los lectores más interesados por los aspectos científicos que lean estas explicaciones. Aquellos que deseen ahorrar tiempo pueden ir directamente a la sección «Información clave».

Para simplificar la comprensión del funcionamiento del aparato digestivo, hay que distinguir primero entre las moléculas que pueden diluirse en el agua (hidrosolubles) y las que son solubles en las grasas (liposolubles). Los glúcidos, los aminoácidos de las proteínas, los minerales y algunas vitaminas (Vc, Vb) son hidrosolubles. Reducidos a pequeñas moléculas por los jugos gástricos, los ácidos biliares, las enzimas de nuestros intestinos y ciertas bacterias de nuestra flora intestinal, se absorben en su mayor parte en el intestino delgado. Las moléculas más pequeñas, como algunos minerales, pueden filtrarse entre las uniones de las células que componen nuestra barrera intestinal, mientras que otras las absorben estas mismas células por medio de transportadores específicos. En ambos casos, estas moléculas se conducen a los pequeños capilares que irrigan la mucosa intestinal. La sangre cargada de nutrientes procedente del intestino avanza por la vena porta hasta el hígado, donde se somete a varias etapas de depuración antes de regresar al torrente sanguíneo.

Los lípidos se absorben de una manera completamente diferente. Formados por grandes moléculas llamadas triglicéridos, también necesitan ser «descompuestos» en moléculas más pequeñas, los ácidos grasos y el glicerol, para poder penetrar fácilmente en las células que forman nuestra barrera intestinal. Lo que viene después es más complicado. En efecto, como estos ácidos grasos no son hidrosolubles, no pueden circular libremente por el citoplasma de las células que los han absorbido y no pueden penetrar en la sangre, compuesta en gran parte por agua. Para transportarlos, el cuerpo primero debe hacerlos hidrosolubles. Para ello, las células intestinales ensamblan estos ácidos grasos para formar triglicéridos y los insertan en unas proteínas específicas llamadas lipoproteínas. Estas últimas son hidrosolubles y, por tanto, pueden transportar los triglicéridos en los fluidos corporales. Veremos más adelante que existen diferentes asociaciones posibles entre las proteínas de transporte y los lípidos. Por ahora, hay que recordar que los complejos formados en las células intestinales se llaman quilomicrones.

Ellos son quienes permiten transportar los lípidos que acaban de digerirse. Sin embargo, estos quilomicrones son demasiado grandes para traspasar los poros de los capilares sanguíneos que irrigan la mucosa intestinal. La única vía por la que pueden entrar en nuestro organismo son los canales linfáticos presentes en los intestinos: los lactíferos. La linfa procedente de ellos confluye entonces en una pequeña estructura llamada cisterna de quilo, de unos tres centímetros de longitud.

Para poner en valor el papel nutricional de la linfa, es importante recordar que algunas de las vitaminas esenciales para nuestra supervivencia son liposolubles. Sin los lactíferos, no podríamos absorber las vitaminas A, D y E. Cabe mencionar que la inflamación crónica de la mucosa intestinal y el uso prolongado de ciertos medicamentos reducen en gran medida la absorción de estas vitaminas y exponen la red linfática a un grave estrés oxidativo. En el capítulo 2 veremos cómo evitar estos problemas.

Antes de continuar, es importante tomar conciencia de que los nutrientes que entran por el torrente sanguíneo y los que entran por la linfa no siguen el mismo camino en nuestro organismo. Los nutrientes hidrosolubles se juntan en la vena porta y se transportan al hígado, donde sufren varias transformaciones por parte de las enzimas «desintoxicantes» antes de unirse a la circulación central. Los que son liposolubles sí pasan por una serie de ganglios linfáticos, pero luego se mezclan en el torrente sanguíneo cerca del corazón sin pasar por el hígado. Por este motivo, es importante evitar que entren demasiadas toxinas en la red linfática por medio de los lactíferos. En el capítulo 2 se proporcionan algunas reglas de oro para conseguirlo.

Capilares sanguíneos

Reciben nutrientes solubles como proteínas, glúcidos, minerales y algunas vitaminas procedentes de la alimentación y los llevan al hígado para depurarlos antes de que entren en el torrente sanguíneo general.

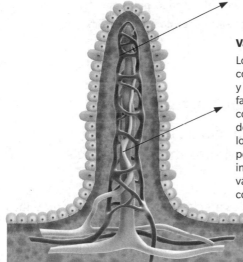

Vasos linfáticos intestinales

Los alimentos no solubles en agua, como los lípidos y las vitaminas A, D y E se ensamblan con proteínas para facilitar su transporte en los fluidos corporales. Estas moléculas son demasiado grandes para penetrar por los poros de los capilares sanguíneos, por lo que su único punto de entrada al interior de nuestro organismo son los vasos linfáticos intestinales, conocidos como lactíferos.

Vellosidad de la mucosa intestinal

Estructura de un vaso capilar

Función: transportar la sangre y dejar que pase parte de su contenido para alimentar a las células de los tejidos.

... **INFORMACIÓN CLAVE** ....

Los lípidos y las proteínas liposolubles, como las vitaminas A, E y D, deben insertarse en proteínas en las membranas mucosas de los intestinos para moverse por el interior del cuerpo humano.

Los complejos formados por la combinación de proteínas con lípidos y vitaminas son demasiado grandes para atravesar los poros de los capilares presentes en la mucosa intestinal. Su único punto de entrada son los vasos linfáticos llamados lactíferos. Por tanto, la linfa no solo contiene residuos y exceso de líquido, sino también nutrientes.

A diferencia de las moléculas hidrosolubles, que se conducen al hígado para su «desintoxicación» antes de liberarse en el torrente sanguíneo general, aquellas que entran por los lactíferos transitan por los pulmones, el corazón y los músculos antes de llegar al hígado. Una linfa contaminada con toxinas en los intestinos aumenta el riesgo de padecer enfermedades cardíacas y respiratorias, así como síndromes de fatiga crónica.

Sistema de transporte de lípidos,
la importancia de la linfa en las enfermedades metabólicas

Acabamos de ver que los lípidos precisan integrarse en unas proteínas especiales, las lipoproteínas, a fin de desplazarse en los fluidos corporales. Podemos distinguir varios tipos de lipoproteínas. El complejo lípido-proteico formado en la mucosa intestinal se denomina quilomicrón. Gracias a su presencia en grandes cantidades en los vasos linfáticos intestinales, los científicos pudieron constatar rápidamente la importancia de la linfa en el proceso de digestión. El análisis de la composición del líquido linfático también reveló la presencia de otras proteínas transportadoras de lípidos, incluida la célebre HDL, que se conoce como «colesterol bueno». Este descubrimiento cambió la percepción de la comunidad científica sobre el sistema linfático, ya que evidenció que la red linfática no solo drena los residuos metabólicos de las células, sino que también resulta fundamental para la eliminación del exceso de grasa de nuestros órganos. Más allá de las meras consideraciones estéticas, la regulación del colesterol por el sistema linfático ayuda a prevenir el desarrollo de enfermedades mortales, como la formación de placas de ateroma que obstruyen las arterias.

El conocimiento riguroso del colesterol se traduce en una mejor comprensión del importante papel que desempeña la linfa en la prevención de las enfermedades metabólicas. Las siguientes líneas contienen algunos detalles técnicos que es recomendable memorizar. Si lo prefiere, puede ir directamente a la sección «Información clave».

En las publicaciones dirigidas al público en general, se utilizan con frecuencia los términos «colesterol bueno» y «colesterol malo». Esta simplificación —cuyo pretendido objetivo es facilitar la comprensión— conlleva que se pierdan de vista los fenómenos esenciales que intervienen en la enfermedad arterial. Es posible tener mucho colesterol malo sin tener por ello las arterias obstruidas. Y eso es porque la formación de placas en las arterias no se debe únicamente a la presencia de grasas, sino principalmente a su oxidación, que provoca una reacción inflamatoria.

Así pues, no basta con reducir el consumo de colesterol para mantener un buen estado de salud. En el capítulo 2 se expondrán en detalle algunas reglas de oro para depurar la linfa a fin de prevenir las enfermedades vasculares. Para entender y aplicar mejor estos consejos, es importante cobrar conciencia de que no existe un colesterol bueno o malo. El colesterol es colesterol, su composición no cambia. La diferencia entre la molécula de HDL, llamada colesterol bueno, y la de LDL, llamada colesterol malo, radica en las proteínas que contienen.

La LDL (*low density liprotein*) contiene pocas proteínas y muchos lípidos. Cuando su concentración en la sangre es elevada, algunas de estas proteínas son reconocidas por los receptores presentes en las células que componen las paredes de los vasos de las arterias. Estas absorben entonces los lípidos LDL y los almacenan debajo de ellas. Las grasas almacenadas de esta manera tienden a oxidarse fácilmente. Como se verá con más detalle en el capítulo 2, las moléculas oxidadas son una fuente de estrés para el organismo. Por este motivo, son detectadas por unas células inmunitarias concretas, los macrófagos, que empezarán a engullirlas (fagocitarlas). Desafortunadamente, este sistema de protección no es perfecto: cuando los macrófagos han absorbido demasiada grasa, crecen progresivamente y mueren. Se convierten así en lo que se conoce como «células espumosas». Durante su agonía, emiten mensajes de auxilio (citoquinas) que atraerán a otras células inmunitarias a ese lugar. Sus reacciones conducirán a una inflamación que dañará la pared de la arteria y provocará un aumento del depósito de grasa.

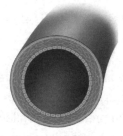 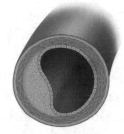 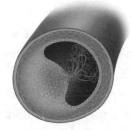

Fase 0
Arteria normal.

Fase 1
Depósito de LDL bajo la primera capa de células que recubren las arterias. Formación de una placa dura como resultado de la secreción de colágeno y la fijación de calcio por parte de las células musculares lisas. Esto provoca una reducción del flujo sanguíneo.

Fase 2
Ruptura de la placa causada por una presión arterial alta. Las plaquetas de la sangre se coagulan instantáneamente al entrar en contacto con los lípidos y los macrófagos muertos y forman un coágulo que bloquea completamente la circulación.

Las diferentes fases de la aterosclerosis

Como se puede apreciar en la imagen anterior, cuanta más grasa absorben los macrófagos de las LDL, más grandes se vuelven y más probabilidades hay de que se destruyan. Si esta situación se prolonga demasiado, las células de los músculos lisos ubicadas debajo de las células espumosas muertas detectarán la existencia de un problema. Así, segregarán colágeno por encima para crear una capa hermética que luego solidificarán con calcio para contener lo que consideran una agresión.

Como consecuencia, se formará una placa rígida debajo de la pared interna de la arteria. Al reducirse el diámetro de esta última, la sangre no podrá circular libremente. Si bien esta situación ya entraña un gran peligro por sí misma, no es más que la primera fase de la enfermedad llamada aterosclerosis. La segunda es aún más aterradora. Si la presión arterial es demasiado alta, la superficie de la placa puede romperse. Su contenido se derrama entonces en el torrente sanguíneo, donde las plaquetas diluidas reaccionan al instante para formar un coágulo. Este coágulo puede bloquear la circulación en el lugar de su formación o en algún otro punto camino del corazón, los pulmones o el cerebro, con consecuencias fatales.

Es importante entender que el colesterol no es un veneno en sí mismo. Esta molécula es esencial para el buen funcionamiento de nuestro organismo. Produce jugos biliares para la digestión, nuestras hormonas sexuales y partes de nuestras paredes celulares. Sin embargo, puede poner en riesgo nuestra salud cuando se acumula en las arterias.

¿Y el «colesterol bueno»? Esta molécula contiene una mayor concentración de proteínas. Por tanto, es más pesada, de ahí el nombre de «*high density lipoprotein*».

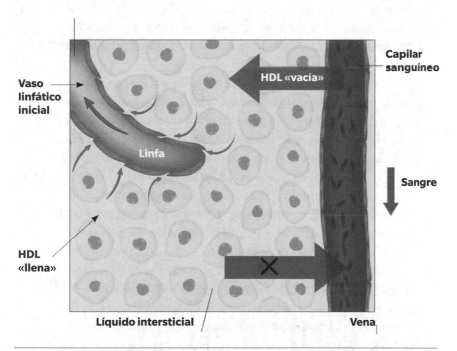

Intervención de la linfa en la eliminación del colesterol de los tejidos

Las HDL que han recogido el colesterol del medio intersticial ya no pueden pasar por los poros de los capilares sanguíneos. Son los vasos linfáticos quienes las transportan hacia el torrente sanguíneo para enviarlas al hígado.

Tiene la notable capacidad de adherirse a los macrófagos que han fagocitado demasiada grasa y de absorber parte de su contenido. En el caso de la grasa acumulada en los órganos, esta colaboración suele tener lugar en el medio intersticial, fuera del torrente sanguíneo. El destino final de las HDL es el hígado, donde se almacenan o se eliminan en las sales biliares. La mayoría de las publicaciones sobre el colesterol no mencionan que las HDL que han absorbido una gran cantidad de lípidos son demasiado grandes para pasar nuevamente por los poros de los capilares sanguíneos. Por lo tanto, son los vasos linfáticos iniciales quienes deben recogerlas para transportarlas al torrente sanguíneo por medio del conducto torácico.

... INFORMACIÓN CLAVE ....

El colesterol es indispensable para el funcionamiento de nuestro organismo.

El colesterol no es bueno ni malo en sí mismo. Son las proteínas empleadas para transportarlo las que determinan su efecto sobre nuestra salud.

El colesterol transportado por las LDL tiende a acumularse en las paredes de las arterias. Si el colesterol depositado se oxida, provocará una reacción inmunológica que desembocará en la formación de una placa rígida. Por lo tanto, el endurecimiento de las arterias es principalmente un problema inflamatorio. En el capítulo 2 explicaremos en detalle cómo regular el sistema inmunitario para reducir los riesgos.

Las moléculas de HDL transportan las grasas al hígado y evitan que se depositen en los órganos y las arterias. En el caso de los órganos y tejidos, este proceso de recuperación de la grasa se produce principalmente en el medio intersticial después de que las HDL hayan salido del torrente sanguíneo. La absorción de estas grasas provoca un aumento significativo del tamaño de las HDL, por lo que las moléculas no pueden atravesar nuevamente las paredes de los capilares para regresar al torrente sanguíneo.

Para seguir su camino hacia el hígado, donde se almacenarán o eliminarán, las HDL deben ser recogidas primero por los vasos linfáticos. Por lo tanto, una mala circulación de la linfa aumenta el riesgo de acumulación de colesterol en el organismo. En el capítulo 3 veremos cómo estimular la circulación linfática.

El centro
del sistema inmunitario

Además de desempeñar un papel clave en el drenaje de los residuos y la absorción de los lípidos, la linfa es también el eje en torno al cual giran nuestras defensas naturales. Esta función pasó totalmente desapercibida hasta el siglo pasado. En la época anterior, a los médicos les resultaba inconcebible que el cuerpo humano pudiera contar con un sistema inmunitario, pues no admitían que pudieran existir seres vivos invisibles a nuestros ojos. Pasteur fue objeto de muchas burlas antes de demostrar que algunas enfermedades eran provocadas por la contaminación con «gérmenes». El estudio de las bacterias y los virus condujo posteriormente al descubrimiento de los mecanismos que nuestro organismo pone en marcha para protegerse de ellos: el sistema inmunitario.

Al comparar la composición de la sangre con la de la linfa, se aprecia una interesante diferencia. La sangre contiene más células inmunitarias pertenecientes a la llamada «inmunidad innata» (monocitos), mientras que la linfa contiene más células de la conocida como «inmunidad adaptativa» (linfocitos B, T y Natural Killer). Si nos basamos solo en esta información, podríamos pensar que estos dos componentes de nuestra inmunidad funcionan de forma aislada y sin establecer comunicación entre sí. Sin embargo, ahora sabemos que no es así. De hecho, la inmunidad innata precisa de la inmunidad adquirida para ser más «agresiva», y la inmunidad adquirida necesita la ayuda de las células de la inmunidad innata para detectar a los agresores y desencadenar su acción.

Vamos a tratar a continuación algunos aspectos técnicos que facilitan la comprensión del papel que desempeña la circulación linfática en el proceso de despliegue de nuestras defensas naturales. Se entenderán así mejor los consejos que se dan en el capítulo 2 para evitar las reacciones inflamatorias y reducir el riesgo de padecer alergias y enfermedades autoinmunes. Si no desea profundizar demasiado en los detalles, puede consultar directamente la sección «Información clave».

El sistema linfático no comprende solo los vasos linfáticos y el líquido que transportan, sino que incluye también determinados órganos.

El más importante es, sin duda, la médula ósea. Aquí es, de hecho, donde nacen nuestras células inmunitarias. Aquellas cuya acción forma parte de la inmunidad innata están destinadas a circular por la sangre o a instalarse en nuestros tejidos, mientras que las que componen la inmunidad adquirida permanecerán principalmente al acecho en los ganglios linfáticos.

Estas son las principales células de la inmunidad adquirida:

- Los linfocitos B, que tienen la capacidad de transformarse en células plasmáticas. Estas segregan anticuerpos que se adhieren a los patógenos que se encuentran fuera de nuestras células.
- Los linfocitos T, que deben migrar al timo para madurar. Según el tipo de agresión, pueden transformarse en una célula que ayudará a las células plasmáticas B a segregar anticuerpos o en linfocitos T citotóxicos capaces de destruir las células de nuestro cuerpo que han sido parasitadas desde el interior por un agresor (virus o ciertas bacterias).
- Los linfocitos Natural Killer son especialmente eficaces en la destrucción de aquellas células que se han vuelto erráticas en su funcionamiento, como es el caso de las células cancerosas.

Todos estos linfocitos se encuentran principalmente en los ganglios linfáticos, el bazo y las tonsilas (conocidas también como amígdalas). Entre la comunidad científica ha existido durante mucho tiempo la convicción de que las células de la inmunidad adaptativa no interactuaban con las de la inmunidad innata. El análisis más exhaustivo del contenido de la linfa y los ganglios linfáticos y el descubrimiento de una nueva célula inmunitaria han provocado una transformación integral de nuestra concepción de los mecanismos naturales de defensa.

En primer lugar, los científicos se percataron de que los macrófagos disponen de unos receptores especiales (llamados FcR) en su superficie que detectan la presencia de anticuerpos de los linfocitos de células plasmáticas B. Los macrófagos se vuelven mucho más activos cuando se activan estos receptores. Esto demuestra que la inmunidad adquirida ayuda a la inmunidad innata.

Además, el estudio de los ganglios linfáticos reveló que estos contienen una gran cantidad de macrófagos. Hay que tener en cuenta que los linfocitos no tienen la capacidad de retirar de la linfa los residuos metabólicos o los agresores que han entrado en ella. Si se suele decir que los ganglios «filtran» la linfa antes de enviarla al torrente sanguíneo, es sobre todo gracias a los macrófagos.

Pero la revolución en el campo de la inmunología vino indudablemente de la mano de la observación del comportamiento de una célula muy especial: la célula dendrítica. Al igual que los macrófagos, suele ubicarse en los tejidos, a la espera. En caso de infección por un patógeno (bacteria o virus), es capaz de absorberlo gracias a unos receptores que reconocen moléculas que no pertenecen al cuerpo humano (llamadas PAMP por los especialistas, del término inglés *pathogen-associated molecular pattern*). Por tanto, a diferencia de los linfocitos, la célula dendrítica puede detectar una gran variedad de agresores y atacarlos, aunque sea la primera vez que entra en contacto con ellos. Después de haber fagocitado un agente patógeno, lo digerirá y presentará algunos de sus componentes (antígenos) en una estructura que expresará en su pared exterior (llamada complejo mayor de histocompatibilidad o CMH por los especialistas). A continuación, migrará por la linfa hasta el ganglio más cercano, donde presentará estos antígenos a los linfocitos T, que se activarán una vez reconocido el antígeno. En ese momento, estos se multiplicarán rápidamente y comenzarán a luchar contra los patógenos de diferentes maneras. Una vez completada su misión, la gran mayoría de los linfocitos efectores morirán (suicidio programado para poner fin a las reacciones inflamatorias), mientras que un pequeño número sobrevivirá para llevar el recuerdo del encuentro con este antígeno. Gracias a ellos, será posible reaccionar con mayor rapidez la próxima vez que el cuerpo se exponga al mismo patógeno.

Por tanto, la célula dendrítica tiene la misión de ejercer de enlace entre la inmunidad innata y la adquirida. Sería como el centinela que intercepta primero a los atacantes y regresa al cuartel general (que son los ganglios) para transmitir la información y que se puedan desplegar otras tropas. La linfa es el único camino que puede tomar este centinela. Es fácil de entender, por tanto, que una mala circulación linfática puede retrasar rápidamente la detección de patógenos y aumentar el riesgo de infección.

Linfocitos T citotóxicos

Son capaces de destruir las células del cuerpo que han sido infectadas por virus o bacterias.

Linfocitos B, células plasmáticas

Generan anticuerpos para combatir los patógenos extracelulares.

Células dendríticas

Capturan los virus o las bacterias en el lugar de la infección y los transportan a los ganglios linfáticos *a través de* los vasos linfáticos para presentárselos a los linfocitos

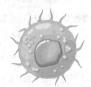

Macrófagos

Son capaces de engullir (fagocitar) agentes patógenos, así como ciertos residuos liberados por nuestras células. Se localizan en gran medida en nuestros tejidos y en los ganglios linfáticos, donde ayudan a depurar la linfa.

Linfocitos Natural Killer

Son capaces de reconocer y destruir determinadas células cancerosas. No es preciso que los linfocitos T los activen para actuar.

Principales células inmunitarias activadas y presentes en los ganglios linfáticos

... **INFORMACIÓN CLAVE** ....

Las células inmunitarias nacen en un órgano linfático primario llamado médula ósea.

La sangre contiene más células pertenecientes a la inmunidad innata, como los monocitos, mientras que la linfa tiene una mayor concentración de células de la inmunidad adquirida, como los linfocitos B, los linfocitos T y los Natural Killer.

La inmunidad innata y la adquirida funcionan con principios diferentes, pero son complementarias.

Antes de ser devuelta al torrente sanguíneo, la linfa se depura y se le retiran los residuos metabólicos de las bacterias o virus que contiene. Los macrófagos presentes en los ganglios son quienes se ocupan de llevar a cabo esta operación.

La linfa permite que una célula centinela, la célula dendrítica, se desplace hasta los ganglios linfáticos para alertar a los linfocitos de la entrada de un agresor en el organismo. Una mala circulación linfática provoca un retraso en el despliegue de las defensas del sistema inmunitario.

Un sistema impresionante
para la circulación de la información

El siglo pasado se produjo uno de los descubrimientos más sorprendentes sobre el cuerpo humano, cuando se comprobó que todas las células de nuestro cuerpo tienen la misma composición genética (con la notable excepción de los glóbulos rojos, que no tienen núcleo, y los gametos sexuales, que solo tienen la mitad). Así, aunque las células neuronales sean muy diferentes de las células del hígado o del riñón, es importante ser conscientes de que todas tienen el mismo ADN.

La gran variedad de estructuras y actividades que pueden adoptar los distintos tipos de células no se basa, pues, en una diferencia en su información genética, sino en la forma en que esta se expresa. Para entenderlo mejor, establezcamos una comparación entre nuestro patrimonio genético y una gigantesca biblioteca. Aunque esta contiene varias decenas de miles de libros (genes), un lector (una célula) que acceda a ella leerá solamente una proporción ínfima de sus volúmenes. Para continuar con esta metáfora, cabe preguntarse qué determina las elecciones del lector. En el lenguaje científico, el estudio de la colección de libros de la biblioteca, y la forma en que se lee y aplica su contenido, se llama genética. El análisis de los factores que influyen en información que se lee y en su procesamiento se conoce como epigenética.

Lamentablemente, el uso de este término es ahora algo delicado, ya que hay quienes lo han utilizado de forma poco rigurosa para apoyar tesis controvertidas. A veces asociados erróneamente con la pseudociencia, los fenómenos epigenéticos son inherentes al funcionamiento de todos los seres vivos. Si bien quedan especialmente patentes en el caso de un feto, donde las células madre tienen que especializarse para formar los distintos tejidos y órganos, los fenómenos epigenéticos también actúan constantemente en los adultos. Las células de la piel que segregan más melanina tras la exposición al sol, las fibras musculares que se ensanchan o los linfocitos que se activan forman parte de lo que puede llamarse epigenética.

Nuestras células, por lo tanto, cambian con frecuencia la forma en que expresan el ADN que contiene su núcleo. Del mismo modo que los seres humanos se comunican entre sí para formar sociedades coherentes, nuestras células deben interactuar constantemente para mantenernos vivos. El equilibrio necesario para nuestras funciones vitales se llama homeostasis. Las variables más conocidas entre el público general guardan relación fundamentalmente con la sangre y su contenido de agua, azúcar y oxígeno y su pH. Sin embargo, existen cientos de miles de otras variables que intervienen en el funcionamiento de nuestro cuerpo.

Podemos preguntarnos cómo se comunican entre sí nuestras células para actuar de forma rápida y coherente a fin de mantener la homeostasis de nuestro organismo a pesar de las condiciones cambiantes a las que están sometidas. Los receptores situados en la membrana o en el interior de la célula son la piedra angular de los fenómenos de comunicación celular. Su funcionamiento es demasiado complejo para explicarlo en este libro; no obstante, es importante recordar que la detección de una molécula específica por parte de un receptor desencadenará una cascada de reacciones en el interior de la célula que cambiará la forma de utilizar su material genético. En general, esto refuerza o limita la expresión de ciertos genes ya expresados, pero también sucede que la activación de un receptor lleva a la activación o desactivación de ciertas partes del ADN.

Existen varios tipos de comunicación celular. Le aconsejo que utilice la siguiente terminología, ya que aparece en muchas publicaciones, incluidas las revistas de gran tirada. La señalización paracrina se refiere a la secreción de moléculas mensajeras, cuya acción es relativamente limitada en el espacio. Por lo general, circulan principalmente en el líquido intersticial y

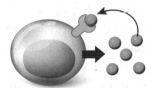

Señalización autocrina

Se refiere a la capacidad de una célula de modificar su propio funcionamiento mediante la secreción de moléculas mensajeras que se adhieren a los receptores ubicados en la superficie externa de su membrana.

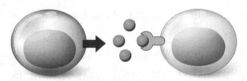

Señalización paracrina

Se trata de un modo de señalización de corto alcance que permite a las células cercanas comunicarse entre sí. El principal portador de las moléculas mensajeras es el líquido intersticial.

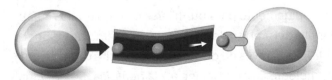

Señalización endocrina

Este término se refiere a la capacidad de una célula para comunicarse con células lejanas en el cuerpo a través de la secreción de moléculas mensajeras que circulan principalmente por la sangre o la linfa.

Principales modos de comunicación entre las células

.tienen como destino las células pertenecientes a una parte concreta de un órgano. La señalización endocrina se vale de moléculas capaces de llegar a las células situadas lejos del lugar de su secreción a través de la circulación sanguínea o linfática. En este proceso intervienen muchas hormonas, como la insulina y el cortisol. La llamada señalización autocrina, por su parte, consiste en la secreción por parte de una célula de moléculas destinadas a sus propios receptores situados en su pared exterior. Aunque este sistema no nos parezca intuitivo, permite a una célula regular eficazmente la expresión de su código genético en función de su entorno. Existen otros tipos de señalización, como la de contacto directo, que permite que las células que se tocan se comuniquen entre sí. Este mecanismo no se tratará en este libro, ya que no guarda relación con la sangre, la linfa o incluso el líquido intersticial.

Antes de continuar, es importante cobrar conciencia de que estas categorías de señalización son solo esquemas mentales que simplifican la compleja realidad de los mecanismos biológicos. Si una célula segrega demasiadas moléculas de la señalización denominada autocrina, estas actuarán de forma paracrina. Del mismo modo, las moléculas que se sabe que tienen efectos paracrinos pueden salir del medio intersticial y circular por todo el cuerpo.

A continuación, hablaremos de las principales moléculas mensajeras que se han detectado en la linfa. El análisis de estas moléculas se simplificará en gran medida para facilitar su comprensión desde la primera lectura, pero será lo suficientemente detallado como para permitir que se apliquen correctamente los consejos que se exponen en el capítulo 2. Lamento que la linfa se describa con demasiada frecuencia como un líquido inerte que solo necesita circular rápidamente para purificarse en los ganglios linfáticos. Este libro va más allá del ámbito de la fisioterapia. Es uno de los pocos que intenta analizar la linfa a través de disciplinas avanzadas de la biología celular como la inmunología, la neurociencia y la genética. Su principal objetivo es concienciar sobre el hecho de que la linfa circulante «contaminada» por una concentración anormal de determinadas moléculas mensajeras puede tener un efecto nocivo en la salud. En el capítulo 2 se explican algunas reglas de nutrición y estilo de vida que hay que seguir para purificar la linfa.

La «desintoxicación» es un tema de moda. Por desgracia, a menudo se aborda solo a medias. De hecho, la mayoría de los artículos sobre desintoxicación solo tratan la eliminación de «toxinas» externas (exógenas) como los metales pesados, las bacterias o los virus. Sin embargo, los análisis de la linfa han revelado que en ella abundan también las moléculas llamadas endógenas, que participan en la señalización celular. Aunque nuestro organismo ha segregado estas sustancias en respuesta a una situación de estrés, pueden tener efectos no deseados e incluso peligrosos si su producción no se regula adecuadamente.

Las moléculas mensajeras más conocidas son las hormonas. Producidas principalmente por glándulas especializadas, circulan por todo el cuerpo a través de la linfa y la sangre. Aunque a menudo se presentan de forma muy sucinta en las publicaciones dirigidas al público en general, las hormonas tienen un rango de acción muy amplio que hace difícil resumir fácilmente sus efectos. Por ejemplo, la serotonina, a la que se suele denominar la «hormona de la felicidad», no solo favorece la relajación, sino que también participa en la contracción de los músculos lisos. Esto explica que los fármacos antidepresivos, como los inhibidores de la recaptación de serotonina, provoquen efectos secundarios en el sistema digestivo. Resulta interesante recordar en este punto que el veneno de numerosos insectos contiene serotonina, ya que esta molécula sensibiliza ciertos nervios.

Aunque no hay ninguna hormona cuya acción se dirija específicamente a las células inmunitarias, muchas de ellas tienen efectos colaterales que inciden en la función de nuestras defensas naturales. Como se puede apreciar en el siguiente diagrama, el cortisol, la adrenalina y la testosterona disminuyen las respuestas inmunitarias, mientras que otras, como el estrógeno, tienden a aumentar ciertas respuestas.

Además de las hormonas, hay muchos otros tipos de moléculas que intervienen en la señalización celular. El término «citoquina», antes poco conocido por el público en general, está cada vez más presente en los medios de comunicación a raíz de la pandemia de COVID-19. Se refiere a los complejos de proteínas y glúcidos que segregan las células inmunitarias. A diferencia de las hormonas, las citoquinas desempeñan una función especialmente orientada a la regulación de las defensas naturales. En circunstancias normales, intervienen principalmente en los mecanismos

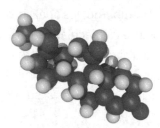

Cortisol

Esta hormona, segregada en grandes cantidades en caso de estrés e hipoglucemia por las glándulas situadas encima de los riñones, provoca una pérdida de masa muscular y reduce las respuestas del sistema inmunitario.

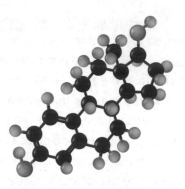

Estrógeno

Esta hormona sexual femenina potencia la respuesta de las células plasmáticas B y aumenta la producción de anticuerpos. Esto explica por qué las mujeres púberes son más propensas que los hombres a sufrir reacciones alérgicas como el asma.

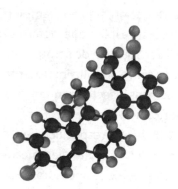

Testosterona

Esta hormona sexual masculina reduce las respuestas inmunitarias. Esta es la razón por la cual ciertas enfermedades infecciosas afectan más a los hombres que a las mujeres, especialmente en las vías respiratorias.

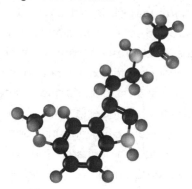

Melatonina

Ampliamente conocida como la hormona del sueño, la melatonina aumenta la actividad de las células inmunitarias y favorece el drenaje de los residuos metabólicos por parte del sistema glinfático del cerebro.

Principales hormonas reguladoras de las defensas naturales en el sistema linfático

de comunicación local (autocrinos y paracrinos). Sin embargo, cuando se producen en cantidades demasiado elevadas, estas citoquinas suelen propagarse por el cuerpo a través de la sangre y la linfa y provocan una serie de reacciones en cadena que pueden afectar a todo el organismo. En efecto, estos fenómenos de inflamación aguda o crónica generalizada están en el origen de muchas de las plagas de nuestras sociedades modernas, como la diabetes, la formación de placas de ateroma, las enfermedades neurodegenerativas, el síndrome del intestino irritable y un gran número de fibromialgias. En el capítulo 2 se analizará en profundidad la manera de regular la presencia de citoquinas en la linfa a partir de nuestros hábitos dietéticos y nuestro estilo de vida.

Acabamos de revisar las principales moléculas especializadas en la comunicación celular. Sin embargo, hay que tener en cuenta que algunas sustancias que en teoría no tienen ninguna función de señalización pueden interpretarse también como mensajes. Los macrófagos, por ejemplo, no solo reaccionan ante la presencia de un agresor o de citoquinas; también pueden activarse si detectan fragmentos de ADN o partes de los componentes de las paredes de nuestras células. Estas moléculas, denominadas por los inmunólogos como DAMP (*damage-associated molecular pattern*), se liberan principalmente en el medio intersticial antes de ser absorbidas por la linfa cuando nuestras células están dañadas.

DAMP

Se trata de moléculas que liberan nuestras células cuando resultan dañadas. Las células de la inmunidad innata, como los macrófagos, reconocen las DAMP y desencadenan entonces la inflamación. La presencia de ADN fuera del fuera del núcleo y particularmente en la linfa y la sangre se considera una DAMP.

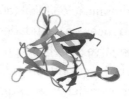

Citoquinas

Secretadas principalmente por las células inmunitarias, una gran proporción de ellas son proinflamatorias. Al actuar incluso en concentraciones muy bajas, pueden provocar reacciones agudas con el potencial de causar daños a nuestras propias células.

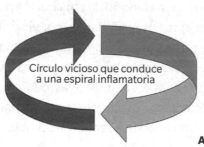

Círculo vicioso que conduce a una espiral inflamatoria

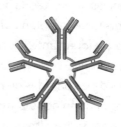

Anticuerpos

Son proteínas complejas producidas por las células plasmáticas linfocitos B. Pueden adherirse a determinados patógenos para que los reconozcan los macrófagos que acuden a fagocitarlos. Lamentablemente, los anticuerpos también se dirigen a veces hacia sustancias no dañinas, en cuyo caso provocan reacciones alérgicas o de hipersensibilidad.

Principales moléculas circulantes en la linfa que regulan el sistema inmunitario

Todas son esenciales para nuestra supervivencia, pero todas son peligrosas si su concentración es demasiado alta.

... **INFORMACIÓN CLAVE** ....

Exceptuando los glóbulos rojos y las células reproductoras, todas nuestras células tienen la misma composición genética.

Las diferencias entre nuestras células radican en la forma en que expresan el ADN de sus núcleos.

Nuestras células tienen receptores que pueden cambiar la expresión del patrimonio genético cuando detectan ciertas moléculas que circulan en el medio intersticial, la linfa y la sangre.

Las hormonas, las citoquinas y otras sustancias denominadas DAMP permiten que nuestras células se comuniquen entre sí a larga distancia.

Una secreción excesiva de estas moléculas tiene efectos nocivos para la salud. De hecho, es la causa que subyace a muchas de las plagas que afectan a nuestras sociedades modernas, como la diabetes, las enfermedades neurodegenerativas, la hipersensibilidad del sistema digestivo y los trastornos cardiovasculares.

Por eso es importante optimizar los mecanismos de depuración de la linfa antes de abordar la mejora de su circulación.

Las particularidades de la circulación linfática

Mecanismos sofisticados, pero un sistema frágil

Vimos al principio de este libro que el color transparente de la linfa provocó que durante mucho tiempo este fluido fuera en gran medida subestimado. Hubo que esperar hasta finales del siglo xx y principios del xxi para tener un conocimiento detallado de su composición, conseguido gracias a los avances en las técnicas de muestreo y el desarrollo de equipos de medición. Estos nuevos resultados demostraron que la linfa no es solo sangre ultrafiltrada, sino un fluido corporal independiente con sus propias características.

Incluso hoy en día, es frecuente escuchar o leer conclusiones precipitadas al respecto. No hemos aprendido aún a valorar lo invisible. Es cierto que en los esquemas de la anatomía del cuerpo humano no se representa un órgano específico de la red linfática dedicado a la propulsión de su contenido, pero ¿es esto prueba suficiente para afirmar que se mueve solo por presiones pasivas provocadas por la contracción de los músculos y los movimientos del esqueleto? ¿No es hora de revisar nuestra definición del término «órgano»? Los avances de la ciencia han revelado que partículas como los protones y los electrones no son «puntos finitos» como solemos representarnos en los libros de química, sino que su forma se asemeja más bien a unas nubes con contornos imprecisos. Por analogía, cabe preguntarse si el cuerpo contiene órganos que, en vez de concentrarse en un lugar preciso, se distribuyen de forma «difusa», tal y como sugiere la medicina china con la noción del «triple calentador».

Esta parte del capítulo está dedicada a los diferentes mecanismos que permiten la circulación de la linfa. Analizaremos los recientes descubrimientos conseguidos gracias a la mejora de las técnicas de observación microscópica, que han revelado importantes detalles sobre la anatomía de los vasos linfáticos. Los conocimientos expuestos en las páginas siguientes permitirán comprender y aplicar mejor las diferentes técnicas existentes para potenciar la circulación linfática, que se detallarán en el capítulo 3.

Los tres grandes retos que debe abordar
el sistema linfático

Una de las mejores maneras de estudiar el sistema linfático es empezar por analizar las dificultades que tiene nuestro cuerpo para hacer circular la linfa hacia todos los órganos que lo componen.

Nos centraremos en los tres mayores retos a los que se enfrentan los vasos linfáticos para garantizar el transporte de su contenido. Así, podremos desarrollar una serie de técnicas en el capítulo 3 para determinar las causas de la mala circulación linfática y elegir el método más adecuado para ponerle remedio.

La lucha contra la gravedad,
un problema propio de la especie humana

Entre los mamíferos, el ser humano es la única especie que se mueve únicamente sobre sus dos extremidades traseras. Aunque el bipedismo permanente probablemente haya aportado ventajas evolutivas, también entraña una serie de limitaciones para la circulación de nuestros fluidos corporales. En esta posición, los sistemas linfático y sanguíneo tienen que trabajar contra la fuerza de la gravedad para trasladar su contenido desde nuestras extremidades inferiores hasta el tórax. El corazón bombea hacia arriba la sangre de nuestras arterias, pero no sucede igual con la linfa. Pronto trataremos las diferentes técnicas de las que se sirve nuestro cuerpo para permitir que la linfa de nuestro sistema digestivo y de las piernas viaje hasta el conducto torácico.

La viscosidad,
una variable importante que depende en gran medida de nuestra dieta

Cuando tratamos de comprender la circulación de un líquido, es clave la observación de su viscosidad. Cabe recordar que este concepto se refiere a la resistencia de un líquido a fluir. Cuanto mayor sea la tasa de viscosidad, mayor será la fuerza requerida para ponerlo en movimiento.

Hemos visto que la linfa contiene menos proteínas que la sangre. Por lo tanto, se puede suponer que es menos viscosa que esta última. Sin embargo, es importante recordar que la composición del líquido linfático depende en gran medida del lugar del cuerpo en que se halle. Sabemos que la linfa presente en los intestinos, el quilo, tiene un aspecto lechoso, porque contiene las grasas aportadas por los alimentos ingeridos. Como no todos los lípidos tienen la misma viscosidad, es fácil deducir que nuestros hábitos alimentarios afectan en gran medida a la circulación linfática en nuestro sistema digestivo. Lo trataremos en detalle en el capítulo 3. También veremos de qué manera incide el calor en el grado de viscosidad de la linfa y cómo utilizarlo adecuadamente para facilitar su retorno al conducto torácico.

El desequilibrio de las fuerzas de Starling
causado por una mala alimentación

Al principio de este capítulo vimos que la formación de la linfa depende de la capacidad de los vasos linfáticos para recoger el exceso de líquido intersticial de los órganos y tejidos. Aprendimos que este mecanismo se basa en un sutil equilibrio entre varios parámetros llamados «fuerzas de Starling». Ahora sabemos que para que el exceso de agua del medio intersticial se reabsorba por los capilares sanguíneos y linfáticos, la presión osmótica de este medio intersticial no debe ser demasiado alta. De no cumplirse esta premisa, empezará a salir demasiado líquido de los capilares, con lo que el drenaje linfático se saturará rápidamente. En el capítulo 3, veremos que ciertos hábitos dietéticos tienden a desequilibrar estas fuerzas, y aprenderemos algunos métodos sencillos para reducir rápidamente los problemas de retención de líquidos.

Un sistema
de circulación complejo

Al principio de este libro, hicimos referencia a la importancia de conocer la anatomía de las arterias y los capilares para comprender la complejidad de la circulación sanguínea y los mecanismos de formación de la linfa. La estructura de los vasos linfáticos, más difícil de detectar, ha sido durante mucho tiempo un misterio. Como el ser humano suele simplificar aquellos fenómenos que no comprende, los sanitarios se dejaron guiar en gran medida por la idea de que los vasos linfáticos eran tubos inertes más o menos permeables.

Los avances en la obtención de imágenes microscópicas y la preparación de cortes han permitido a los científicos observar la estructura del sistema linfático con mayor detalle. Descubrieron así que la anatomía de los vasos linfáticos es mucho más compleja de lo esperado y que varía en función de la parte del cuerpo en la que se encuentre el vaso en cuestión. Esta sofisticación responde a la lógica, pues sabemos que la naturaleza y la intensidad de las fuerzas que se oponen a la libre circulación de la linfa no son equivalentes en todos los miembros y órganos.

La primera parte del sistema linfático está compuesta por unos vasos muy particulares, denominados «vasos iniciales». Su misión consiste en recoger el exceso de líquido intersticial que contiene moléculas (residuos metabólicos, HDL, etc.) demasiado grandes para pasar por los poros de los capilares sanguíneos. Así pues, los vasos linfáticos iniciales deben ser permeables para cumplir con este cometido. Esta obligación viene acompañada de una restricción. Para permitir el paso de las moléculas de gran tamaño, no puede haber músculos lisos alrededor de sus paredes. Y al no tener esos músculos cerca, los vasos linfáticos iniciales no pueden contraerse ni relajarse rápidamente. En otras palabras, son incapaces de impulsar por sí mismos la linfa que contienen. Tienen pequeñas válvulas, pero ante su incapacidad de contracción autónoma, dependen casi totalmente de la presión de los músculos circundantes y de los movimientos del esqueleto para impulsar su contenido. Sin embargo, en algunas partes del cuerpo que se mueven en menor medida (como el interior del cráneo o el tronco), la linfa se pone en movimiento gracias a la presión que ejerce el pulso sanguíneo en las arterias y venas que discurren junto a los vasos linfáticos o la que genera el aire que entra y sale de los pulmones. Veremos en el capítulo 3 que ciertas técnicas respiratorias pueden ayudar a mejorar la circulación linfática, sobre todo en el sistema nervioso central.

Unión porosa entre dos células del vaso linfático inicial

Presión multidireccional ejercida por los músculos sobre el medio intersticial

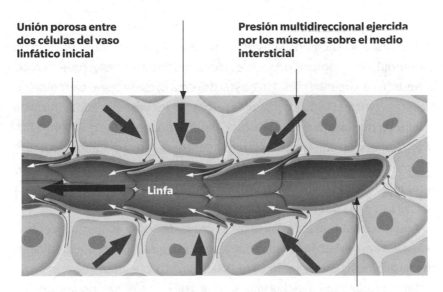

Linfa

Extremo cerrado del vaso linfático inicial que evita que la linfa regrese al medio intersticial

... **INFORMACIÓN CLAVE** ....

La red linfática está sujeta a tres grandes limitaciones. La primera, la fuerza de la gravedad, es constante; sin embargo, las dos siguientes, la viscosidad de la linfa y la presión osmótica del medio intersticial cambian mucho en función de nuestra alimentación y nuestro estilo de vida.

Los mecanismos que permiten la circulación de la linfa son mucho más complejos de lo que pensamos y varían según la parte del cuerpo por la que deba pasar el fluido.

En los brazos y las piernas, la linfa circula principalmente gracias a las contracciones de nuestros músculos y los movimientos del esqueleto.

Alrededor del hígado, los riñones y el páncreas, los músculos lisos de los vasos linfáticos colectores son quienes garantizan dos tercios de la circulación linfática.

En el sistema nervioso central y la caja torácica, la linfa se pone en movimiento principalmente por la presión que ejerce el aire que entra y sale de nuestros pulmones.

Los vasos linfáticos iniciales no disponen de mecanismos autónomos para impulsar su contenido, por lo que dependen de la presión que ejercen los músculos circundantes. No obstante, esta presión suele ejercerse de manera errática. Uno de los mayores retos para los vasos linfáticos iniciales es impedir que un movimiento brusco del cuerpo provoque que la linfa fluya en la dirección equivocada. Como puede verse en el diagrama anterior, el extremo sumergido en el medio intersticial está cerrado. Gracias a ello, el contenido fluye en una sola dirección, con independencia de la dirección de la presión a la que se les someta.

Antes de continuar, es preciso tener presente que el aumento incontrolado de la porosidad de sus paredes puede provocar fugas, que derivarán en una acumulación de líquido y grasa en nuestros tejidos.

En la prolongación de los vasos linfáticos iniciales se encuentran los llamados colectores linfáticos y el tronco linfático. Su función no es recoger líquido intersticial, sino mover la linfa recién formada, por lo que no es necesario que sus paredes sean permeables. Por tanto, puede tener a su alrededor una capa más o menos fina de músculo liso.

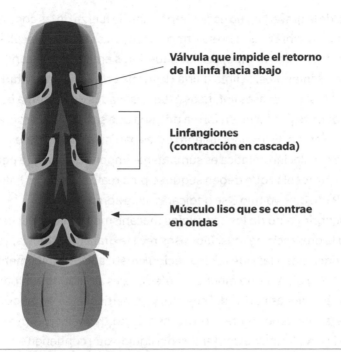

Válvula que impide el retorno
de la linfa hacia abajo

Linfangiones
(contracción en cascada)

Músculo liso que se contrae
en ondas

Anatomía de los colectores linfáticos
Un sistema de propulsión activo.

En el diagrama anterior, se puede observar que los colectores linfáticos tienen grandes válvulas que dividen su espacio interior en pequeños compartimentos. Estos se denominan linfangiones. Aunque son esenciales para la correcta circulación de la linfa, cabe recalcar que estas unidades funcionales no pueden moverse por sí solas. Son las contracciones de los músculos lisos que rodean la pared de los colectores linfáticos quienes los ponen en movimiento.

A fin de entender el proceso por el cual nuestro cuerpo consigue que la linfa fluya desde la parte inferior de las piernas hacia el corazón a pesar de la fuerza de la gravedad, hay que detenerse en las particularidades de los músculos lisos. Estos últimos, a diferencia de los músculos estriados que hacen posible el movimiento, no los controla nuestro cerebro consciente. Sus movimientos responden a precisos mecanismos automáticos que garantizan cierta sincronía. Para que la linfa fluya en sentido contrario a la fuerza de la gravedad, no es tan importante la fuerza de las contracciones de los vasos linfáticos, sino su ritmo. Si todas las células musculares se contrajeran al mismo tiempo, o si las superiores empezaran a contraerse antes que las inferiores, la linfa fluiría de forma errática. Para evitarlo, los músculos lisos de los vasos linfáticos están diseñados de tal forma que sus contracciones se producen en forma de onda que se desplaza progresivamente hacia arriba. Este conocimiento de las particularidades de los mecanismos de circulación linfática es sumamente importante, ya que permite definir los protocolos que deben seguirse para realizar masajes linfáticos eficaces. Parte del capítulo 3 se dedicará a este aprendizaje.

El descubrimiento de los complejos mecanismos de contracción vinculados a la presencia de músculos lisos reviste gran importancia, ya que ha permitido constatar que la circulación linfática no es únicamente un fenómeno pasivo. Aunque muchos profesionales sanitarios aún parecen ignorarlo, en algunas partes del cuerpo, y en particular en órganos como el hígado, las ondas de contracción de los colectores linfáticos son responsables de la circulación de dos tercios del líquido que contienen.

Es importante recordar que, dado que la contracción del músculo liso no se controla de forma consciente, depende en gran medida de un sistema de señalización automático que se basa en la presencia de moléculas como el óxido nítrico. Veremos en el capítulo 3 que nuestra dieta y nuestro estilo de vida pueden alterar la concentración de estas moléculas y, por tanto, perturbar la contracción de los músculos lisos de los colectores linfáticos.

Purificación de todo el sistema linfático

Las fases para una depuración total

«Una palabra y todo se pierde,
una palabra y todo se salva».

—André Breton

Se dice popularmente que de buenas intenciones está empedrado el camino del infierno, y es una advertencia que debería tener presente cualquiera que tenga algún interés en el ámbito de la salud. La linfa, prácticamente ignorada en otros tiempos, vuelve a ponerse de moda de vez en cuando, y proliferan los vídeos de YouTube y los artículos en Internet que enseñan técnicas de masaje para estimular su circulación. En este mundo donde es el dinero quien manda, el tiempo y, sobre todo, la atención se han convertido en bienes escasos. Atrapados en una perpetua carrera contrarreloj, se nos enseña a actuar antes de pensar. Cada época tiene su propia mentalidad, pero las reglas que rigen la naturaleza son inmutables. Quienes no consiguen estar en armonía con ellas sufren siempre las consecuencias. ¿Es razonable pretender sanar sin tratar siquiera de comprender cómo funciona el cuerpo, o cuál es el origen del mal que combatimos?

El sistema linfático acapara de nuevo el interés público, víctima de eslóganes de *marketing* simplistas que provocan que muchas personas desconozcan los mecanismos reales que pueden intervenir en su depuración. Es fácil de entender que, para dar forma a una obra maestra, un artesano debe empezar por procurarse herramientas de calidad. Del mismo modo, un chef debe tratar de conseguir productos de calidad antes de aspirar a elaborar un plato excepcional. ¿Qué requiere un científico para descubrir el funcionamiento del cuerpo humano? Efectivamente, necesita equipos sofisticados para realizar experimentos, pero esto dista mucho de ser suficiente. A menudo se olvida que los investigadores también utilizan herramientas «gratuitas», que son extremadamente potentes pero especialmente difíciles de usar. Deben fraguarse y afilarse todos los días o la calidad del trabajo de investigación se verá gravemente limitada. ¿Ha adivinado cuáles son estas herramientas? «Las palabras», efectivamente. Las palabras estructuran el pensamiento, por lo que su uso no solo está reservado a filósofos, literatos y personas que trabajan en *marketing* y comunicación. Una disciplina científica consiste en descubrir, analizar, traducir y transmitir las leyes que rigen el funcionamiento de este mundo a través de las palabras.

Si los investigadores son extremadamente cuidadosos con los términos que eligen, quienes aspiran a comunicar los resultados de sus experimentos también deben ser muy meticulosos con el léxico que utilizan. Es importante simplificar los conocimientos para hacerlos accesibles, pero es esencial velar por su exactitud.

Me complace ver que cada vez hay más publicaciones sobre la linfa para el gran público, pero me entristece un poco comprobar que contienen vocabulario inapropiado. Una de sus consecuencias es la consolidación de falsas concepciones que pueden traducirse en tratamientos ineficaces o incluso peligrosos.

Por ejemplo, hay muchos artículos que explican que los ganglios linfáticos «filtran» y «depuran» la linfa. A menudo, los autores también presumen de dominar técnicas que permiten que la linfa circule más rápidamente para purificar el organismo. Hay que desconfiar de estas afirmaciones, ya que son parcialmente erróneas. El mero hecho de acelerar la circulación de la linfa no permite eliminar todas las moléculas peligrosas que contiene. Los ganglios linfáticos tienen una función inmunitaria; no desempeñan un papel de depuración propiamente dicho. Los macrófagos y linfocitos que contienen ejercen una función de células soldado, pues su función es capturar y destruir a los agresores. Es cierto que pueden desactivar ciertas toxinas que circulan por el organismo, pero su capacidad para reconocerlas es relativamente limitada. Los ganglios son, por tanto, un cuartel militar, no una depuradora. Sus células inmunitarias atacan a los enemigos vivos o desactivan ciertas «bombas» (toxinas) que se han depositado en nuestro organismo, pero no limpian las sustancias que contaminan el terreno (metales pesados, radicales libres, etc.). Sucede también que las armas empleadas para atacar y las citoquinas proinflamatorias segregadas para facilitar la comunicación provocan daños colaterales en nuestro propio organismo.

Por su parte, los verdaderos recolectores de los residuos de nuestro organismo no son capaces de defenderse de los agresores, pero pueden

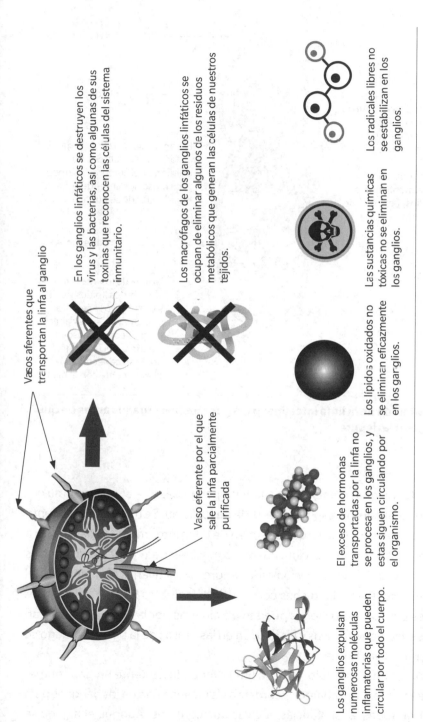

Vasos aferentes que transportan la linfa al ganglio

En los ganglios linfáticos se destruyen los virus y las bacterias, así como algunas de sus toxinas que reconocen las células del sistema inmunitario.

Los macrófagos de los ganglios linfáticos se ocupan de eliminar algunos de los residuos metabólicos que generan las células de nuestros tejidos.

Los radicales libres no se estabilizan en los ganglios.

Las sustancias químicas tóxicas no se eliminan en los ganglios.

Los lípidos oxidados no se eliminan eficazmente en los ganglios.

Vaso eferente por el que sale la linfa parcialmente purificada

El exceso de hormonas transportadas por la linfa no se procesa en los ganglios, y estas siguen circulando por el organismo.

Los ganglios expulsan numerosas moléculas inflamatorias que pueden circular por todo el cuerpo.

Los ganglios linfáticos

Una acción de tipo inmunitario que no elimina todas las toxinas que circulan por la linfa.

Sistema nervioso central

Pulmones

La linfa procedente de los intestinos se une al torrente sanguíneo en el conducto torácico.
Se ha depurado parcialmente por los ganglios, pero no por el hígado.

El contenido de la linfa llega al corazón. Circula por los pulmones, el cerebro, los riñones y los músculos antes de llegar al hígado, donde se purifica.

Intestinos

Hígado

La linfa de los intestinos absorbe los lípidos y ciertas toxinas de los alimentos. A diferencia de los capilares sanguíneos, los vasos linfáticos del intestino no están conectados directamente con el hígado.

El contenido de la linfa intestinal pasa por muchos órganos antes de que el hígado la depure

detectar un gran número de sustancias peligrosas que contaminan su entorno. Ellos son los responsables de la depuración. Se trata principalmente de las células hepáticas, que se sirven de diferentes métodos para llevar a cabo su labor de purificación. Pueden almacenar determinadas sustancias para reducir su concentración en la sangre, desactivarlas o eliminarlas del organismo. Para ello, dichas células hacen solubles las sustancias insolubles para que los riñones puedan eliminarlas por la orina, y estabilizan otras sustancias nocivas y las diluyen en las grasas de la bilis, que luego se evacuan en las heces.

Vimos en el capítulo 1 que la linfa drena eficazmente un gran número de toxinas; sin embargo, recordemos la incapacidad de los ganglios para depurar todas las sustancias nocivas que contiene. Aunque el hígado se encarga de eliminarlas en gran medida, no está directamente conectado con el sistema linfático intestinal. Como puede verse en el diagrama anterior, la linfa «contaminada» que circula por el aparato digestivo trasladará sustancias nocivas al corazón, los pulmones y la médula ósea antes de que estas se procesen finalmente en el hígado. Forzar la circulación linfática sin modificar la dieta tiene como consecuencia la propagación por todo el organismo de moléculas oxidantes, citoquinas inflamatorias, exceso de grasas y células cancerosas.

Contrariamente a la mayoría de publicaciones sobre la linfa, que se limitan a presentar técnicas para potenciar la circulación de este fluido, este libro parte de la premisa de que, ante los problemas de salud causados específicamente por la inflamación, es indispensable empezar por adoptar ciertas reglas de depuración de la linfa antes de intentar ponerla de nuevo en movimiento.

Técnicas para una protección eficaz del sistema linfático contra el estrés oxidativo

En el capítulo 1 analizamos las dos funciones principales que desempeña la linfa, a saber: drenaje de los residuos de las células de nuestros tejidos y absorción de las sustancias liposolubles de los alimentos en los intestinos. Por tanto, el sistema linfático transporta nutrientes y toxinas al mismo tiempo, lo que no está exento de riesgos. Para no contaminar todo el cuerpo, la linfa se conduce a los ganglios linfáticos antes de regresar al torrente sanguíneo general, cerca del corazón. Lamentablemente, este sistema de vigilancia inmunitaria no puede hacer frente con eficacia a todas las sustancias nocivas que recibe.

Los radicales libres se encuentran entre las principales moléculas que contaminan la red linfática y se propagan por todo nuestro organismo. Provocan lo que se conoce como «estrés oxidativo», que es la causa de una gran variedad de enfermedades modernas no infecciosas como la diabetes, la aterosclerosis, las enfermedades neurodegenerativas y algunas formas de reacciones autoinmunes que pueden afectar a los pulmones, el aparato digestivo y las articulaciones.

En este capítulo veremos qué componentes de la linfa corren más riesgo de oxidarse y cómo podemos estabilizarlos o evitar su formación mediante unas sencillas reglas que guardan relación con la elección de los alimentos que ingerimos, su combinación y su preparación.

Descripción del estrés oxidativo,
mayor conocimiento para mayor eficacia en el combate

Como reza el dicho: «para luchar contra el enemigo, es mejor conocerlo». Por este motivo, conviene interesarse por los mecanismos de funcionamiento del estrés oxidativo antes de intentar ponerle remedio. Para entender lo que se esconde tras la expresión «radicales libres», se requieren algunas nociones básicas de química.

Toda la materia del universo está compuesta por átomos, que a su vez están formados por tres partículas semielementales. Los protones (con carga positiva), que suelen asociarse a los neutrones (con carga neutra), forman el núcleo, mientras que los electrones (con carga negativa) orbitan a su alrededor. Es importante recordar que la naturaleza de un átomo viene determinada por su número de protones. Por ejemplo, el hidrógeno tiene uno, el carbono seis y el nitrógeno siete. Si fuera posible extraer un protón del mercurio, se convertiría en oro. Esta operación, que con tanto ahínco perseguían los antiguos alquimistas, no es imposible de realizar; sin embargo, requiere tal cantidad de energía que un simple laboratorio no basta para llevarla a cabo. A diferencia de la transferencia de protones, el intercambio de electrones entre dos átomos es un fenómeno muy común. Cuando un metal como el hierro cede electrones, se dice que se oxida. De hecho, se acuñó precisamente el término «oxidación» a este fenómeno, porque la pérdida de electrones suele ser el resultado de la acción de un átomo de oxígeno. Este último es conocido por su gran capacidad para atraer hacia su núcleo estas partículas cargadas negativamente.

Las propiedades de un átomo o una molécula que se ha oxidado sufren grandes modificaciones. Para comprobarlo, basta con mirar un clavo oxidado. Su estructura, antes lisa y resistente, se vuelve porosa y quebradiza cuando sus átomos de hierro han perdido electrones y han recibido oxí-

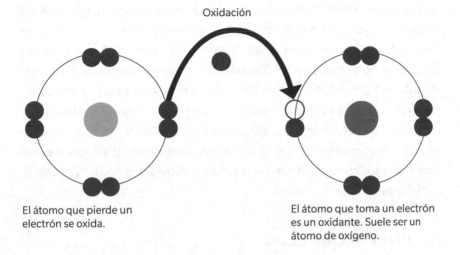

Oxidación

El átomo que pierde un electrón se oxida.

El átomo que toma un electrón es un oxidante. Suele ser un átomo de oxígeno.

geno. Un radical libre es una molécula que tiende a tomar electrones de otras moléculas. En nuestro organismo, los radicales libres modifican la estructura de las paredes celulares, sus enzimas y, a veces, incluso directamente su ADN.

Los antioxidantes, por su parte, participan en la reacción contraria. Estabilizan las moléculas oxidadas cediéndoles uno o varios electrones. Durante mucho tiempo se pensó que la mejor forma de combatir los radicales libres era tomar una gran cantidad de antioxidantes.

Lamentablemente, estudios realizados durante décadas con muestras de varios miles de personas han demostrado que estas prácticas pueden tener consecuencias desastrosas. El pensamiento humano suele ser dualista, pero las leyes que rigen la naturaleza rara vez lo son. Es importante saber que no existen «oxidantes malos» por un lado y «antioxidantes buenos» por otro. Solo hay moléculas que intercambian electrones. Cuando un antioxidante ha donado electrones, a menudo se vuelve inestable. Entonces se convierte en... ¡una molécula oxidante! El repunte del cáncer de pulmón entre fumadores que habían tomado suplementos diarios con dosis muy elevadas de vitamina A durante un largo periodo de tiempo demuestra que los antioxidantes pueden tener acciones prooxidantes.

Aunque rara vez se divulga entre el gran público, la inmensa mayoría de los investigadores saben que todos los seres vivos necesitan moléculas oxidantes para vivir. No hay que olvidar que producimos nuestra energía oxidando glucosa y lípidos. Por tanto, la oxidación no es un problema en sí misma, solo se vuelve perjudicial cuando se produce de forma errática y en una cantidad excesiva. En general, nuestro organismo está preparado para hacer frente a los radicales libres. En las próximas líneas veremos que, para ello, posee un complejo sistema que combina antioxidantes de primera línea que se oxidan tras estabilizar un radical libre y antioxidantes de segunda línea que reciclan los antioxidantes de primera línea «utilizados». Analizaremos cómo mantener el equilibrio entre estas dos categorías de moléculas a través de la dieta.

... **INFORMACIÓN CLAVE** ....

Un radical libre altera la estructura de las moléculas de los componentes de nuestras células quitándoles electrones.

Los antioxidantes estabilizan los radicales libres cediéndoles electrones.

Un antioxidante que ha estabilizado un radical libre se convierte a su vez en una molécula oxidante. Este es el motivo por el cual el consumo de grandes cantidades de vitaminas a veces puede provocar cáncer.

Para depurar la linfa, es importante mantener un cierto equilibrio entre antioxidantes directos e indirectos.

Las moléculas de la linfa
con más probabilidades de permitir la circulación de radicales libres

En el cuerpo humano, numerosas moléculas pueden resultar dañadas por un exceso de radicales libres. Es conocido que las proteínas y los lípidos son especialmente susceptibles a la oxidación. Ya vimos en el capítulo 1 que la linfa intestinal, el quilo, contiene una concentración muy elevada de quilomicrones, que precisamente se forman a partir de estos dos componentes. El análisis de estas moléculas ha revelado que su parte lipídica se oxida con mucha más frecuencia que su parte proteica. Otros estudios han demostrado que estos resultados son igualmente válidos para otras lipoproteínas, como las LDL. Por lo tanto, se puede deducir que la oxidación lipídica es el talón de Aquiles del sistema linfático. Aunque aún no se comprenden los mecanismos que participan en este fenómeno, se sabe que se producen en cada etapa del proceso: tanto en los momentos previos, incluso antes de la ingesta de alimentos, como en los posteriores, dentro del aparato digestivo y de los propios vasos linfáticos.

Los órganos más afectados
por los radicales libres presentes en la linfa

Las grasas oxidadas que la linfa libera en el torrente sanguíneo a través del conducto torácico pueden contaminar muchas partes de nuestro cuerpo. La enfermedad más conocida causada por este fenómeno es sin duda la aterosclerosis. Como ya comentamos en el capítulo 1, la causa original es el depósito de lípidos oxidados bajo la pared arterial. A raíz de ello, se desencadena una reacción del sistema inmunitario que conduce a la formación de placas rígidas que obstruyen parcialmente el flujo sanguíneo. Los médicos pensaron durante mucho tiempo que esta enfermedad se debía simplemente a un exceso de colesterol. Actualmente se sabe que los principales factores implicados en la aterosclerosis son la oxidación lipídica y la hipertensión. Esto explica que algunas personas con sobrepeso no sufran problemas cardiovasculares y que otras, aunque tengan menos colesterol, puedan tener placas en las arterias incluso antes de cumplir cincuenta años.

Gracias a los avances de la investigación médica en las últimas décadas, sabemos que los efectos nocivos de los quilomicrones y las LDL oxidadas no se limitan ni mucho menos al sistema cardiovascular. No resulta sorprendente que los investigadores descubrieran que los intestinos —lugar de formación de los quilomicrones— sean las primeras víctimas de los lípidos inestables. Por otra parte, también pudieron constatar que estos últimos tenían efectos tóxicos insospechados sobre los pulmones, donde pueden provocar la aparición y el agravamiento de trastornos respiratorios de tipo alérgico. La razón que subyace a estos fenómenos es la reacción de un tipo particular de células inmunitarias, los granulocitos neutrófilos, ante la presencia de lípidos oxidados en la circulación linfática cercana a los pulmones. A diferencia de los macrófagos, que absorben las bacterias, los neutrófilos activados actúan liberando sustancias tóxicas. Se trata de radicales libres especialmente potentes que pueden causar daños colaterales en las células de nuestro organismo. Este descubrimiento explica por qué algunos hábitos alimentarios pueden agravar ciertas crisis de asma al aumentar la concentración de lípidos oxidados en la linfa que conecta el aparato digestivo con los pulmones.

El hígado también puede resultar gravemente afectado por la presencia de lípidos oxidados. Por razones que aún no se comprenden del todo, estas moléculas reducen la permeabilidad de los vasos linfáticos iniciales, que ya no pueden drenar eficazmente los residuos metabólicos que libera este órgano. Cuando el sistema inmunitario detecta la acumulación progresiva de estos residuos, provoca una inflamación en el órgano, que puede tener graves consecuencias si se prolonga demasiado.

Esta información debería hacernos tomar conciencia de que en cuanto un tejido contiene grasa, puede ser víctima de los lípidos oxidados. Por lo tanto, es esencial estudiar el efecto de estas moléculas en el órgano más graso del cuerpo humano: el cerebro. Las neuronas que conforman el cerebro están recubiertas por la capa de mielina, un material blanco protector compuesto por una gran cantidad de grasa. Cuando se alteran sus propiedades, las señales que transmiten las neuronas circulan peor. Los investigadores también descubrieron que las LDL oxidadas provocan además una secreción importante de β-amiloides, que se sospecha que favorecen el desarrollo de la enfermedad de Alzheimer.

Otro órgano que contiene una cantidad importante de grasa es la médula ósea. Aunque poco conocida por el gran público, es objeto de numerosas investigaciones, ya que no solo produce nuestros glóbulos rojos, sino también todas nuestras células inmunitarias. Los inmunólogos han descubierto que una acumulación importante de lípidos oxidados en la médula ósea provoca una alteración muy grave de nuestras defensas naturales.

Trataremos en las páginas siguientes varias reglas de oro que nos permitirán evitar la oxidación de las grasas al cocinar los alimentos que las contienen, así como durante su digestión y transporte en el sistema linfático.

Modificación de los hábitos alimentarios
para reducir la contaminación
de la linfa en los intestinos

«La mejor victoria es vencer sin combatir». Las enseñanzas filosóficas y estratégicas contenidas en *El arte de la guerra,* de Sun Tzu, no solo deberían difundirse entre los estudiantes de ciencias políticas o escuelas de negocios, sino que también deberían formar parte del plan de estudios de todas las facultades de medicina. Sin duda, la sabiduría del pensamiento oriental habría ahorrado tiempo a Occidente, que tuvo que esperar casi un siglo para dejar atrás el entusiasmo por los medicamentos y percatarse al fin de que todas las sustancias sintéticas tienen efectos secundarios indeseables que pueden provocar enfermedades más graves que la enfermedad que intentan combatir.

Los tiempos han cambiado, y muchos profesionales de la salud creen ahora que más vale prevenir que curar. Además de los médicos, que siguen intentando limitar con fármacos el empeoramiento de ciertas enfermedades no infecciosas como la diabetes, los problemas cardiovasculares y el deterioro cognitivo, cada vez son más los científicos que analizan los efectos de los nutrientes para combatir las distintas toxinas que circulan por nuestro organismo antes de que causen demasiados daños. Este libro parte de la premisa de que es posible profundizar aún más en el campo de la prevención. Así, en lugar de aumentar nuestra ingesta de antioxidantes, es preferible empezar por reducir la cantidad de radicales libres que introducimos en nuestro sistema linfático. Hemos visto que los lípidos oxidados son la principal fuente de radicales libres que circulan por la linfa. Si bien es cierto que en ocasiones este proceso se ocasiona en el interior de nuestro organismo, es preciso conocer que la gran mayoría de las grasas que consumimos se oxidan durante la preparación de los alimentos.

Raramente consultadas por los profesionales de la salud, las publicaciones del campo de la bioquímica contienen abundante información sobre la oxidación espontánea de los lípidos que afecta a nuestra alimentación. Vamos a analizar los factores que aumentan el riesgo de alteración de los alimentos para limitarlo tanto como sea posible.

Distinción de los lípidos más sensibles a la oxidación:

una mejor elección de los aceites

Al estudiar los quilomicrones y las partículas LDL que circulan por la linfa, los científicos han descubierto que algunos de los lípidos que componen estas moléculas son mucho más susceptibles a la oxidación que otros. En particular, pudieron observar que la parte que contenía una gran cantidad de ácido oleico se oxidaba mucho más a menudo que la que contenía ácido palmítico. No es necesario que se quede con estos complicados nombres, lo único que debe saber es que esta investigación ha demostrado que las grasas insaturadas se oxidan más rápidamente que las saturadas.

Algunos conocimientos básicos de química ayudan a comprender este fenómeno. Si no quiere entrar en detalles y prefiere avanzar directamente hasta las reglas de oro para limitar la formación de radicales libres en su dieta, puede consultar la sección «Información clave».

A diferencia de las proteínas, los lípidos son moléculas con una composición relativamente simple. Todos están formados por un ensamblado de tres tipos de átomos: carbono, hidrógeno y oxígeno. Sin embargo, es importante señalar que la forma en que se unen estos átomos influye enormemente en las propiedades de los lípidos. Pueden clasificarse en dos grandes familias.

Como puede apreciarse en el siguiente diagrama, un ácido graso se denomina *saturado* cuando todos sus átomos de carbono están unidos por enlaces simples, y se denomina *insaturado* si tiene al menos un enlace doble. En pocas palabras, basta recordar que cuando un lípido es insaturado, los átomos de hidrógeno «unidos» a los átomos de carbono próximos a los

Lípido saturado muy resistente a la oxidación

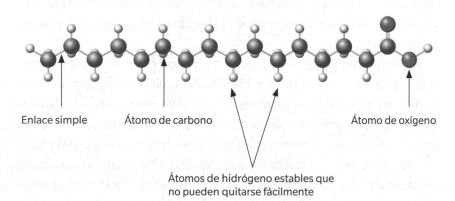

Enlace simple   Átomo de carbono   Átomo de oxígeno

Átomos de hidrógeno estables que
no pueden quitarse fácilmente

Lípido insaturado muy sensible a la oxidación

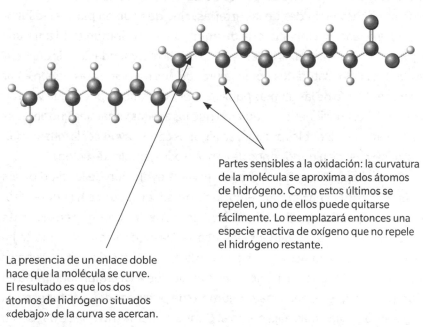

Partes sensibles a la oxidación: la curvatura
de la molécula se aproxima a dos átomos
de hidrógeno. Como estos últimos se
repelen, uno de ellos puede quitarse
fácilmente. Lo reemplazará entonces una
especie reactiva de oxígeno que no repele
el hidrógeno restante.

La presencia de un enlace doble
hace que la molécula se curve.
El resultado es que los dos
átomos de hidrógeno situados
«debajo» de la curva se acercan.

**Motivo que justifica la mayor sensibilidad a la oxidación de las grasas
insaturadas**

conectados por un enlace doble pueden «arrancarse» fácilmente (por el calor, la luz o los iones metálicos). Las especies reactivas de oxígeno ocupan entonces el lugar de estos átomos de hidrógeno y hacen que el ácido graso sea inestable.

Por tanto, podemos deducir que cuanto más insaturada sea una grasa, más sensible será a la oxidación. Este descubrimiento complica enormemente el trabajo de los nutricionistas. En el pasado, estos podían fundamentar sus teorías en un dogma simplista según el cual las grasas saturadas son malas para la salud, mientras que las grasas omega son buenas. Sin embargo, estos preceptos no eran del todo erróneos. Es cierto que las curvaturas provocadas por los enlaces dobles de los ácidos grasos insaturados permiten incrementar la flexibilidad de las paredes de las células que conforman; los ácidos grasos saturados, por su parte, tienden a incrementar su rigidez. Sin embargo, como ahora se sabe que los problemas vasculares no se deben enteramente a la rigidez de las arterias, sino que son en parte el resultado de una reacción inflamatoria de nuestro sistema inmunitario ante una acumulación de radicales libres, ya no sirve la recomendación de sustituir todos los ácidos saturados por insaturados. Los nutricionistas deben estar siempre al tanto de las últimas publicaciones científicas, pues cada vez son más las investigaciones que sugieren que los aceites vegetales que antes se consideraban saludables pueden, en algunos casos, favorecer la inflamación y el desarrollo de algunos tipos de cáncer (por ejemplo, de colon).

Para comprobarlo, basta con observar la evolución de la salud de los habitantes de Okinawa. Esta remota isla del sur de Japón se ha popularizado entre el público occidental gracias a una serie de libros que ensalzan las virtudes de los hábitos alimenticios locales. Después de haber vivido en Japón durante casi quince años, he tenido la oportunidad de visitar Okinawa varias veces. Por desgracia, he comprobado que esta región idealizada en Europa es la que tiene el mayor número de personas con sobrepeso y la esperanza de vida más baja del país. Contrariamente a lo que se ha escrito en diferentes libros publicados por occidentales, los habitantes de esta isla comen muy poco pescado.

Su comida tradicional constaba principalmente de cerdo, pasta y verduras. Sin embargo, el régimen de los habitantes de Okinawa cambió significativamente tras el establecimiento de bases militares estadounidenses al final de la Segunda Guerra Mundial. Esto explica sin duda el rápido deterioro de su salud. Durante mucho tiempo se pensó que el aumento del consumo de carne era la causa del problema, pero en los últimos años cada vez más médicos nos invitan a poner el foco en otro lugar. Los habitantes de esta isla siempre han comido carne de cerdo, muy rica en grasas saturadas, pero utilizaban muy poco aceite vegetal. Basta una simple visita para darse cuenta de que las patatas y el pollo frito en aceite están presentes en todas las comidas. El fenómeno de la occidentalización de los hábitos alimentarios también se observa en China y el Sudeste Asiático. El consumo de carne, aunque efectivamente ha aumentado, no es un fenómeno nuevo. El verdadero cambio radica principalmente en la absorción de una gran cantidad de aceites vegetales (colza, girasol, etc.) que se han calentado a temperaturas muy elevadas. Las patatas fritas y los buñuelos de verduras son los principales responsables de la aparición de enfermedades relacionadas con la inflamación en estos países.

El objetivo de este libro no es, desde luego, disuadirle de consumir ácidos grasos insaturados, sino dejar claro que estos, aunque potencialmente muy buenos para nuestra salud, también pueden causar muchas enfermedades cuando no se preparan adecuadamente. Lo primero que hay que saber es que el calor potencia las reacciones de oxidación. Por ello, es muy importante evitar freír los alimentos con aceites vegetales insaturados. A continuación encontrará una tabla en la que se enumeran los aceites que deben evitarse y los que son preferibles para cocinar.

Aceites ricos en ácidos grasos poliinsaturados muy fácilmente oxidables al cocinar	Aceites ricos en ácidos grasos monoinsaturados fácilmente oxidables al cocinar	Materias grasas saturadas que se pueden utilizar en procesos prolongados
Aceite de linaza	Aceite de oliva	Aceite de coco
Aceite de camelina	Aceite de sésamo	Mantequilla
Aceite de girasol	Aceite de maíz	Aceite de palma
Aceite de pepita de uva	Aceite de colza	Manteca de cerdo
Aceite de nuez	Aceite de cacahuete	Grasa de pato o de cerdo
	Margarina	

Existe una forma sencilla de elegir las grasas para cocinar sin tener que memorizar su composición. Cuanto más tiende a endurecerse una grasa a temperatura ambiente en invierno, más saturada está. Es el caso de la grasa de cerdo y de pato, así como de la manteca de coco y el aceite de palma. También es importante saber que cuanto más oscuro es el color del aceite, más antioxidantes contiene. Por eso es posible utilizar aceite de oliva o de sésamo para cocinar alimentos, a pesar de su contenido en omega insaturados.

Aunque el calor favorece la oxidación, no hay que olvidar que este es un proceso que puede producirse incluso a temperatura ambiente. Como es lógico, cuanto más oxígeno entra en contacto con la superficie de un producto, más probabilidades tiene de oxidarse. Por eso es mejor no comprar los alimentos en polvo. Este es el caso de las semillas de chía y las oleaginosas como las nueces y las almendras, que contienen una gran cantidad de omegas poliinsaturados.

También es importante recordar que las reacciones de oxidación se producen más rápidamente bajo la influencia de la luz. Cuanto más transparente es un aceite vegetal, más fácilmente se oxida. Por eso, es preferible comprar los aceites ricos en omega-3 (como los de linaza, camelina y colza) en frascos pequeños tintados y consumirlos uno o dos meses después de abrirlos.

... **INFORMACIÓN CLAVE** ....

Los lípidos oxidados son la principal fuente de radicales libres que circulan por la linfa.

Los lípidos oxidados son responsables de enfermedades cardiovasculares y fenómenos inflamatorios crónicos en el sistema nervioso, el hígado, los pulmones y las articulaciones, y favorecen el desarrollo de ciertos tipos de cáncer.

Los aceites vegetales que contienen una gran cantidad de ácidos grasos insaturados son saludables, pero se oxidan fácilmente cuando se calientan. Los alimentos fritos son la principal fuente de radicales libres procedentes directamente de nuestra dieta.

Las principales grasas utilizadas tradicionalmente en Asia para cocinar son las de origen animal, ya que son menos susceptibles a la oxidación y pueden soportar temperaturas más altas.

Los alimentos ricos en omega-3, como las semillas de chía y las nueces, no deben comprarse en polvo, ya que pueden oxidarse antes de su consumo.

Los aceites vegetales contienen mucho omega-6 y omega-3 y deben consumirse en los dos meses siguientes a su apertura. Son muy sensibles a la luz, por lo que es mejor comprarlos en frascos opacos.

¿Cuáles son los riesgos asociados al consumo de carne?

El secreto está en su preparación

Acabamos de ver que, a pesar de su alta concentración de «grasas buenas», los aceites vegetales pueden convertirse en auténticas bombas oxidantes si se utilizan mal o si no se han almacenado correctamente. A continuación hablaremos de la importancia de acertar en la elección y la forma de cocinar la carne para no saturar nuestra red linfática de radicales libres.

Los alimentos de origen animal son un tema especialmente delicado, y los resultados de los estudios a este respecto parecen a veces algo contradictorios. Antes de continuar, me gustaría recalcar una vez más la importancia de no adoptar un pensamiento maniqueo cuando se reflexiona sobre el campo de la nutrición. La distinción entre el bien y el mal es una consideración filosófica o espiritual. Las leyes físicas y químicas que rigen las propiedades de la materia no son buenas ni malas; existen y se aplican universalmente, nos gusten o no. No es posible cambiarlas, pero gracias a su estudio es posible encontrar maneras diferentes de vivir con ellas.

A menudo se culpa al consumo de carne de provocar cáncer y agravar las enfermedades cardiovasculares. Esto implica que tal ingesta aumenta el estrés oxidativo al que está sometido nuestro organismo. Es interesante preguntarse si esta suposición es cierta y si hay alguna forma de reducir los riesgos.

En primer lugar, es importante recordar que, aunque los radicales libres suelen considerarse sustancias tóxicas, las reacciones de oxidación que los producen siguen siendo esenciales para el funcionamiento de nuestras células. Precisamente por eso necesitamos respirar oxígeno para vivir. Esta molécula ilustra por sí sola la complejidad de la biología. Necesarios para que nuestras mitocondrias produzcan la energía (adenosín trifosfato, o ATP) que utilizan nuestras enzimas, los átomos de oxígeno también son los principales responsables de la formación de moléculas reactivas que causan daños en nuestro organismo.

Al igual que los lípidos necesitan adherirse a proteínas para circular por la sangre y la linfa, el oxígeno también requiere un medio de transporte para llegar a nuestras células. Se puede deducir por tanto que las moléculas que se oxidan para captar y transportar átomos de oxígeno pueden dar lugar a la formación de radicales libres. Este es el caso de la hemoglobina de nuestros glóbulos rojos, que permite fijar el oxígeno en los pulmones, y de la mioglobina, que asegura su absorción en los músculos. Estas proteínas tienen en común su alto contenido en hierro. Como este metal puede ceder electrones con facilidad, todos los seres vivos lo utilizan para fijar el oxígeno. La presencia de hierro confiere un color rojo a la hemoglobina y la mioglobina; de ahí podemos concluir que cuanto más roja es la carne, más hierro contiene.

Estudios realizados en Estados Unidos han sugerido que comer carne de vacuno y de cerdo aumenta el riesgo de desarrollar cáncer y enfermedades cardíacas. Sin embargo, los científicos que han realizado estudios similares en Europa no han llegado a las mismas conclusiones. ¿Cómo se explica esta aparente contradicción? Cabe suponer que la forma de preparar la carne y, sobre todo, de cocinarla puede explicar en gran medida estos resultados.

Hemos visto que las principales moléculas oxidadas que circulan en la linfa son los lípidos. Dado que los alimentos de origen animal contienen principalmente grasas saturadas, podría suponerse que no son muy sensibles a la oxidación. Lamentablemente, la realidad es mucho más compleja, porque la calidad de nuestra comida no solo depende de los alimentos que la componen, sino también de la forma en que se combinan y cocinan. En Asia, la carne suele hervirse en agua, mientras que en Occidente suele cocinarse en una sartén o en la barbacoa. Este método de preparación aumenta considerablemente la formación de radicales libres.

Contrariamente a lo que mucha gente piensa, el peligro no procede directamente de la grasa de la carne, sino de los aceites vegetales utilizados para cocinarla. En efecto, estos aceites insaturados se oxidan muy rápidamente bajo la acción combinada del calor y del hierro contenido en las proteínas animales (en el caso de la carne roja). También es importante saber que la oxidación de las grasas no solo se produce durante la cocción, sino también durante la digestión en nuestro estómago. Un filete no es en sí mismo una fuente de radicales libres, pero puede aumentar la formación de estos en nuestro sistema digestivo si lo acompañamos de otros alimentos ricos en aceites insaturados. El principal problema de la comida rápida no es el trozo de carne, sino la salsa utilizada en las hamburguesas, la ensalada aliñada y la gran ración de patatas fritas que lo acompañan.

La forma en que se preparan los alimentos de origen animal también influye mucho en su contenido en radicales libres. La trituración o la congelación de la carne rompen las paredes celulares y exponen sus proteínas, que contienen hierro, al oxígeno del aire. Asimismo, cabe señalar que la adición de sal también facilita las reacciones de oxidación.

Esto puede explicar por qué los resultados de los experimentos realizados sobre los vínculos entre el consumo de carne roja y el desarrollo de enfermedades cardiovasculares y cáncer difieren entre los estudios estadounidenses y europeos. Cabe suponer que los métodos de preparación de la carne son los responsables de estas diferencias. En efecto, mientras que en el Viejo Continente las personas que participan en los programas de observación consumen principalmente piezas enteras de carne (filetes) moderadamente cocinadas (vuelta y vuelta o poco hecha), al otro lado del Atlántico, los individuos controlados comen más habitualmente carne picada, a menudo cocinada a temperaturas muy altas en aceite.

··· **INFORMACIÓN CLAVE** ····························

La carne roja no es tóxica en sí misma, pero contiene una gran cantidad de hierro que puede acelerar la oxidación de las grasas.

Este alimento no debe cocinarse durante demasiado tiempo ni a una temperatura demasiado alta. Comer carne poco hecha o simplemente vuelta y vuelta es menos arriesgado que comer carne cocinada al punto.

El hierro de la carne puede oxidar las grasas en la sartén, pero también en el interior de nuestro estómago e intestinos. La carne roja no debe ingerirse con patatas fritas ni ensaladas aliñadas con gran cantidad de aceite vegetal en la misma comida.

Picar, congelar o salar la carne acelera su oxidación. Las hamburguesas y, sobre todo, las salchichas son fuentes muy frecuentes de contaminación por radicales libres.

Consumo de alcohol:
algunas reglas

Acabamos de ver que los quilomicrones y las LDL que circulan por el sistema linfático pueden oxidarse por ciertas proteínas animales que contienen una gran cantidad de hierro. Cabe preguntarse si existe otro tipo de alimento que aumente el riesgo de oxidación lipídica. Algunos estudios sugieren que beber grandes cantidades de alcohol favorece el desarrollo de enfermedades cardiovasculares y provoca la inflamación del hígado. Sin embargo, a diferencia de la carne de vacuno, que puede oxidar los lípidos directamente en el aparato digestivo, los efectos de las bebidas alcohólicas sobre la formación de radicales libres están más escalonados. Un conocimiento básico del funcionamiento del hígado ayuda a comprender este fenómeno. Es preciso señalar que el etanol no es una sustancia muy tóxica en sí misma. El problema radica en la forma en que el hígado procesa esta sustancia para eliminarla. Contrariamente a lo que piensa mucha gente, este órgano no puede depurar todas las toxinas a la vez. En la mayoría de los casos, se requieren dos grandes etapas. Desafortunadamente, la primera de ellas, cuyo objetivo es solubilizar una molécula, suele provocar un aumento de su toxicidad. Pues esto es lo que ocurre con el etanol. Cuando se toma una bebida alcohólica, el hígado convierte primero el etanol en acetaldehído. Especialmente tóxico y probablemente cancerígeno, es el causante de los síntomas de la resaca. A continuación, se transformará en acetato, una sustancia mucho más estable que se elimina rápidamente por la orina. Cuando se consume mucho alcohol, las enzimas de la fase 1, que son bastante rápidas, producirán mucho más acetaldehído del que las enzimas de la fase 2 pueden procesar. Esta sustancia reactiva provocará la oxidación de los lípidos que circulan por la sangre y la linfa.

Una vez más, no hay que sacar conclusiones precipitadas. Las bebidas alcohólicas no son un veneno, por lo que no es necesario eliminarlas por completo. De hecho, se ha demostrado que los vinos tintos que contienen una gran cantidad de polifenoles limitan la aparición de LDL oxidadas en el organismo. Otros estudios, menos numerosos, parecen sugerir que el propio etanol reduciría los niveles de LDL en favor del colesterol bueno, el de las HDL. Hay que quedarse con la importancia de evitar saturar las enzimas de la fase 2 de la desintoxicación hepática. Para ello, no solo debe reducir la cantidad de alcohol que consume, sino también disminuir el ritmo al que lo hace. El conjunto de la comunidad científica que estudia estas cuestiones aún no ha determinado la cantidad ideal de vino tinto que se debe consumir, pero existe el acuerdo común de que es mejor beber una copa de vino en la comida y la cena todos los días que cinco copas los viernes y sábados por la noche.

Limitación de la oxidación de los lípidos
a la hora de cocinar

Al principio de esta sección, vimos que la reacción de oxidación se corresponde con la transferencia de un electrón de una molécula que se dice oxidada a otra que se dice oxidante. Ahora sabemos que las carnes ricas en hierro, como la ternera, pueden oxidar fácilmente las grasas que se emplean para cocinarlas. Cabe preguntarse si existen moléculas que puedan limitar este fenómeno.

Para responder a esta pregunta, a los científicos se les ocurrió estudiar el efecto de las hierbas aromáticas y las especias cuando se añaden durante la cocción. Probaron esta hipótesis ante la certeza de que muchas plantas contienen moléculas muy especiales capaces de «donar electrones» y fijar el hierro. Entre ellas se encuentran las catequinas y los polifenoles. Los resultados estuvieron a la altura de sus expectativas. Comprobaron que la adición de estos ingredientes tenía un efecto interesante al limitar la formación de lípidos oxidados. Según sus resultados, las especias más eficaces para prevenir la oxidación de los alimentos durante la cocción son la cúrcuma, el tomillo, el romero y el orégano.

La forma óptima de utilizar estas hierbas depende de nuestros objetivos. Hay que tener en cuenta que el calor reduce mucho los sabores y algunas de sus propiedades medicinales. Sin embargo, si quiere limitar la oxidación de los platos que prepara, es esencial añadirlos al principio del proceso de cocción. Mi consejo es utilizar especias ecológicas pero asequibles antes de cocinar y añadir una pizca de especias premium al final para dar sabor.

Reactivación eficaz de los sistemas
de protección de la red linfática
contra el estrés oxidativo

Como acabamos de ver, una gran parte de los radicales libres que circulan por nuestro sistema linfático son lípidos que se han oxidado durante el proceso de conservación y preparación de los alimentos. Ya hemos mencionado algunas reglas con las que se puede reducir considerablemente el estrés oxidativo al que está sometida la linfa. El propósito de este libro es mejorar la salud y la calidad de vida de sus lectores. Contiene consejos, no prohibiciones que deban seguirse dogmáticamente.

Para disfrutar de una vida plena, es esencial cuidar la salud, pero también hay que saber ceder a los deseos y darse caprichos de vez en cuando. Cuido mucho mi dieta, pero eso no me impide comer hamburguesas y helados al menos una vez a la semana. Sin embargo, soy consciente de la carga que supone para mi organismo. Por eso, trato de facilitar el proceso de depuración añadiendo algunos nutrientes bien elegidos cuando cometo estos excesos y en las horas siguientes. Pasemos ahora a la cuestión de cómo se puede ayudar al sistema linfático a aumentar sus capacidades naturales y hacer frente al estrés oxidativo.

La vitamina C es sin duda la vitamina antioxidante más conocida. Desafortunadamente, su concentración en la linfa es bastante baja. Si recuerda los procesos digestivos descritos en el capítulo 1, probablemente adivine por qué. En los intestinos, los nutrientes solubles pasan directamente a los capilares sanguíneos, solo los liposolubles entran en la linfa por los lactíferos. A continuación, se transportan lentamente al conducto torácico, donde se unen al torrente sanguíneo. De esta manera, en esta parte del sistema linfático hay una gran cantidad de lípidos que no tienen acceso al poder protector de la vitamina C.

La única forma de ayudar a la linfa a evitar la oxidación de los quilomicrones y las LDL que transporta es consumir alimentos que contengan antioxidantes liposolubles. De todos ellos, el más eficaz es la vitamina E. Esta vitamina es capaz de ceder electrones (y protones), lo que estabiliza los radicales libres y evita la oxidación de los lípidos. La acción antioxidante de esta vitamina no solo se ejerce en la linfa, sino que también protege las membranas de todas nuestras células, y en particular las de nuestros nervios y neuronas.

En la primera parte de este capítulo hemos visto los diversos factores que aumentan considerablemente la presencia de radicales libres en el sistema linfático. Como vivir es asumir riesgos, no le recomiendo que suprima de su dieta todos los fritos y carnes rojas picadas cocinadas en aceite, sino simplemente que aumente su ingesta de vitamina E durante estas comidas (que no deben ser demasiado frecuentes). Como esta vitamina es sensible al calor, es mejor no cocinar los alimentos que la contienen.

Alimentos ricos en vitamina E	Asociación posible
Aguacate	Hamburguesa con una rodaja de aguacate
Almendra	Ensalada aliñada con trocitos de almendra
Aceite de germen de trigo	Una cucharada el día del exceso
Pimiento rojo	Crudo o como especia (pimentón) Combina bien con la ternera
Semillas de girasol	Combinan bien con queso o en ensaladas
Aceite de nuez	En una ensalada o incluso un chorrito sobre un postre helado

Como puede ver en la tabla anterior, dado que la vitamina E es liposoluble, se encuentra sobre todo en alimentos con alto poder calórico. Si lo desea, también puede tomarla como complemento alimenticio en las comidas. Pero si elige esta opción, debe tomar ciertas precauciones, ya que existen estudios que han demostrado que el consumo diario de grandes cantidades de vitamina E (varias veces la ingesta diaria recomendada) favorece el desarrollo de determinados tipos de cáncer. Esto se debe a que una vez que esta vitamina ha cedido electrones a un radical libre, ella misma se vuelve inestable.

A menudo tendemos a pensar que los distintos antioxidantes actúan de forma independiente. En realidad, su acción se produce en cadena, intercambiando electrones. La vitamina E empieza por estabilizar los lípidos oxidados. Una vez que se vuelve inestable, otras moléculas —entre ellas, la vitamina C— deben reciclarla. Como la vitamina C es hidrosoluble, puede eliminarse rápidamente por la orina. Sin embargo, también la puede reciclar otro antioxidante, el glutatión, del que hablaremos más adelante.

Las vitaminas liposolubles tienden a acumularse en el organismo, ya que los riñones no las pueden evacuar rápidamente. Por lo tanto, es imperativo no consumir complementos alimenticios demasiado concentrados durante un periodo prolongado. En lo que a mí respecta, procuro siempre aumentar mi ingesta de vitamina C cuando tomo una gran cantidad de vitamina E (en forma de complementos alimenticios o semillas oleaginosas como las almendras). Es importante señalar que la vitamina C se elimina rápidamente por la orina; por eso, es mejor consumir pequeñas dosis a lo largo del día que ingerir de golpe toda la cantidad prevista.

Disminución de la absorción
de lípidos oxidados

El consumo de alimentos con un alto contenido en vitamina E puede ayudar a proteger de la oxidación a los quilomicrones y las LDL que circulan por la linfa. También existe otra técnica para limitar los estragos cuando se quiere disfrutar de una comida copiosa rica en grasas fácilmente oxidables. Consiste en bloquear una parte de la absorción de las grasas en el intestino antes de que estas pasen al sistema linfático. Para ello, basta con consumir una cantidad significativa de fibra soluble en la misma comida. A diferencia de la fibra no soluble, forma un gel en el sistema digestivo y recubre los lípidos. Esto impide que las enzimas (lipasas) dividan las grandes cadenas de triglicéridos en monoglicéridos, reduciendo así su absorción (véase el capítulo 1).

Yo siempre llevo encima un poco de tegumento de psilio rubio. Se trata de la vaina de las semillas de esta planta. Cuando sé que voy a hacer una comida copiosa, echo una cucharada grande en un vaso de agua y me lo bebo unos diez minutos antes de dar cuenta del menú. Rara vez recomiendo complementos alimenticios, pero en el caso del psilio, se trata de un producto totalmente natural que aporta eficazmente una gran cantidad de fibra soluble. Sin embargo, no se debe consumir todos los días, ya que puede provocar carencias de vitaminas y minerales. También debe evitarse en combinación con medicamentos, ya que reduce sus efectos.

Existen dos alternativas a las dietas restringidas en grasas para limitar el riesgo de oxidación de los lípidos. La primera consiste en aumentar la concentración de antioxidantes que circulan por el sistema linfático, mientras que la segunda bloquea parte de la absorción de lípidos en el sistema digestivo.

La vitamina C es un buen antioxidante, pero al ser hidrosoluble, penetra directamente en los capilares sanguíneos de los intestinos sin entrar en los vasos linfáticos lactíferos.

La vitamina E liposoluble es la única que puede luchar contra la oxidación de los lípidos (quilomicrones y LDL) que circulan por la red linfática.

La fibra soluble reduce la absorción de la grasa consumida en una misma comida a través de los vasos linfáticos.

Reglas para reducir el contenido de metales pesados presentes en la linfa

La introducción de este capítulo tenía por objetivo arrojar luz sobre la función de depuración de los ganglios linfáticos, que se limitan principalmente a luchar contra las bacterias y los virus y a procesar algunos de los residuos metabólicos liberados por nuestras células (principalmente proteínas y trozos de membrana). En el apartado anterior, hemos visto que los lípidos oxidados no se pueden estabilizar con la acción de los ganglios linfáticos ni con ningún otro órgano linfático, como el timo o el bazo. Ahora trataremos otra categoría de moléculas aún más tóxicas que se acumulan en el sistema linfático y causan muchas enfermedades: los metales pesados.

Los metales pesados:
¿por qué son peligrosos?

La mejor manera de combatir un peligro es comprender su naturaleza. Al igual que hicimos con el estrés oxidativo, empezaremos por analizar la acción de los metales pesados en nuestro organismo a fin de desarrollar una estrategia que nos permita defendernos mejor ante su carácter tóxico.

Sin embargo, es necesario explicar antes brevemente la estructura de las proteínas. Si no desea profundizar demasiado en los detalles, puede consultar directamente la sección «Información clave».

El público general rara vez aprecia las proteínas en su justa medida. Es esencial comprender que su función no se limita a aumentar el tamaño de los músculos. En realidad, lo que verdaderamente tiene vida dentro de nuestro organismo, a nivel celular, son sobre todo los conjuntos de proteínas denominados enzimas. Estas consumen gran parte de la energía producida por la oxidación de los glúcidos y los lípidos inhalados. También hay que tener en cuenta que la mayoría de las moléculas que utilizan las células para comunicarse entre sí (hormonas, citoquinas) también se forman a partir de proteínas. En pocas palabras, nuestras células son enormes fábricas; y los trabajadores, sus herramientas y los mensajes que intercambian están formados principalmente por proteínas.

Una proteína se compone de pequeñas unidades llamadas aminoácidos que están unidas entre sí por dos tipos de enlaces: enlaces fuertes y rígidos (llamados enlaces covalentes) y enlaces más flexibles (llamados enlaces de hidrógeno). Por su naturaleza, algunos aminoácidos tenderán a ser repelidos por el agua de nuestras células, mientras que otros se sentirán atraídos hacia ella. Del mismo modo, algunos tienen cargas eléctricas positivas o negativas. Todas estas particularidades harán que la cadena formada por los aminoácidos se pliegue y adopte una forma bien definida y particularmente estable. Este punto es extremadamente importante, ya que la estructura de la proteína es quien determina su función. Las enzimas están formadas por varias proteínas. Piense en ellas como unas pinzas que pueden agarrar moléculas para cortarlas, ensamblarlas o transformarlas. Cabe señalar que algunas enzimas tienen componentes que no están formados por aminoácidos. Pueden ser vitaminas o iones metálicos como el magnesio o el zinc. Denominadas cofactores, estas moléculas son esenciales para que las enzimas mantengan su configuración espacial.

Para resumir lo que acabamos de tratar, las enzimas, hormonas y bombas ubicadas en la membrana celular están formadas por proteínas que deben adoptar una forma determinada para ser funcionales. En algunos casos, su estructura incluye iones metálicos. Ahora que sabemos esto, es relativamente fácil comprender el peligro de los metales pesados. Estos últimos son especialmente reactivos y tienden a adherirse a las partes de los aminoácidos que contienen azufre (denominados tioles) y a sustituir a determinados cofactores metálicos como el magnesio. Por tanto, los metales pesados se «pegan» a las proteínas y cambian su forma.

Así pues, en presencia de metales pesados, las enzimas ya no pueden funcionar normalmente. Esto provocará daños en nuestras células, que emitirán mensajes de advertencia al morir. Nuestro sistema inmunitario los detectará y desencadenará en consecuencia una reacción inflamatoria, ya que las interpretará como una señal de agresión bacteriana. Estos fenómenos de inflamación estéril son especialmente notables en los ganglios linfáticos, donde tienden a acumularse los metales pesados. Aunque los detalles de este proceso quedan fuera del ámbito de estudio de este libro, puede recordar que el mercurio y el plomo sensibilizan a los linfocitos B que producen anticuerpos, al tiempo que reducen las respuestas de los linfocitos T. Esto provoca un aumento de las alergias y una disminución de la capacidad de nuestro organismo para combatir el cáncer y los virus.

Esta alteración del sistema inmunitario desemboca en un círculo vicioso tanto más difícil de romper cuanto más se acumulan los metales pesados en nuestro organismo y a lo largo de nuestra vida.

··· **INFORMACIÓN CLAVE** ······························

> Los metales pesados no son eliminados por los ganglios linfáticos y tienden a acumularse en ellos.
>
> Los metales pesados se unen a los aminoácidos que estructuran nuestras enzimas, los transportadores situados en la membrana celular, lo que perturba enormemente su funcionamiento.
>
> Los efectos causados por los metales pesados en nuestras células son detectados por el sistema inmunitario, que desencadena una inflamación.
>
> Los daños colaterales de la respuesta de nuestro sistema inmunitario perjudican aún más a nuestras células, manteniendo así el círculo vicioso de la inflamación.
>
> Los metales pesados son difíciles de eliminar del organismo y tienden a acumularse a lo largo de la vida.

Disminución de los riesgos de contaminación con metales pesados:
la elección sabia de los alimentos

Ahora que sabemos lo tóxicos que son los metales pesados para nuestra salud, veamos cómo podemos ayudar a nuestro organismo a plantarles cara. La mejor estrategia es, obviamente, limitar su intrusión en nuestro cuerpo. Analizaremos dos planteamientos diferentes para lograr este objetivo. El primero de ellos consiste simplemente en evitar los alimentos más contaminados con metales pesados, mientras que el segundo gira en torno a la reducción de su absorción en los intestinos.

Empecemos por el más sencillo: aprender a reconocer los alimentos más propensos a estar contaminados por metales pesados para evitarlos. Cabe señalar que la contaminación más frecuente se da con mercurio o plomo. Las fábricas suelen liberar en el aire estas sustancias tóxicas, que luego caen con la lluvia sobre las tierras de cultivo y el agua de los océanos. Como acabamos de ver, los metales pesados tienden a acumularse en los organismos vivos. Por ello, su concentración aumenta a lo largo de la cadena alimentaria. De ello se deduce que las plantas contienen algunos, los herbívoros que las consumen acumulan cantidades mayores y los carnívoros que los cazan presentan cantidades aún más importantes. La dieta de las sociedades modernas consiste principalmente en animales herbívoros, por lo que su carne no es una fuente importante de contaminación por metales pesados. El pescado y el marisco son más problemáticos. De hecho, como muchos peces son carnívoros, su con-

Productos del mar	Carne con riesgo	Cereal con riesgo
+++ Tiburón/Atún	+++ Hígado y casquería	+++ Arroz negro
++ Salmón/Calamar	++ Huesos	++ Arroz blanco
+ Sardina/Anchoa		+ Soja

sumo habitual nos expone a concentraciones significativas de sustancias nocivas como el mercurio.

Como puede verse en la tabla anterior, cuanto más arriba se encuentre un pez en la cadena alimentaria, más probabilidades tiene de estar expuesto a grandes cantidades de metales pesados. Para los aficionados al sushi (como yo), es interesante saber que el salmón contiene menos mercurio que el atún. Además hay que tener en cuenta que ciertas partes de la carne, como los huesos y las vísceras (especialmente el hígado), también acumulan metales pesados.

Sin embargo, adoptar una dieta vegetariana no elimina todos los riesgos. El arroz, por ejemplo, concentra diez veces más el arsénico del suelo que otros cereales. Lamentablemente, es muy difícil dar consejos sobre cómo elegir el arroz, ya que la contaminación no es homogénea dentro de un mismo país y puede variar mucho de un terreno de cultivo a otro.

Sin embargo, los científicos detectaron en 2020 un método de cocción que reduce a la mitad la concentración de arsénico en el arroz, al tiempo que conserva algunos de sus nutrientes. El primer paso consiste en hervir el arroz en abundante agua durante cinco minutos. Después, se tira esa agua y se añade agua fresca en la cantidad habitual. Finalmente, se vuelve a hervir el arroz hasta que haya absorbido toda el agua.

Disminución de la absorción de metales pesados
en los intestinos

Del mismo modo que no es razonable privarnos por completo de los alimentos que nos gustan para intentar eliminar enteramente los lípidos oxidados de nuestra dieta, tampoco es concebible vivir sin exponerse a alimentos contaminados con metales pesados. En lugar de excluir de forma permanente ciertos alimentos, es mejor aprender a minimizar los riesgos cuando los comemos. Hemos visto que es posible limitar la absorción de lípidos a nivel intestinal, así que podemos preguntarnos si existe un método para hacer lo mismo con los metales pesados.

Para responder a esta pregunta, es fundamental realizar un análisis sobre la absorción de los minerales de los alimentos en nuestro sistema digestivo. La mucosa intestinal está compuesta por células que forman una barrera al estar conectadas entre sí por uniones relativamente estrechas pero no completamente estancas. Pequeñas moléculas hidrosolubles como el magnesio, el calcio y el zinc pueden atravesar estas uniones en pequeñas cantidades. Se trata de un fenómeno de difusión pasiva. Sin embargo, es importante señalar que esta absorción sigue una ley física muy similar a la de la presión osmótica de la que hablamos en el capítulo 1. Los minerales se difunden desde los fluidos en los que están presentes en grandes cantidades hacia aquellos en los que su concentración es menor. Este método de absorción es fácil de entender, pero en realidad es muy poco eficaz.

Cuando empiezan a faltar ciertos minerales en nuestro organismo, entra en juego otro mecanismo. Las células de la mucosa intestinal comienzan entonces a expresar transportadores específicos en su superficie para absorberlos más rápidamente. Cuando la cantidad de minerales en el organismo ha vuelto a un nivel normal, se reduce la cantidad de transportadores para evitar excesos. La existencia de este mecanismo de regulación se comprende mejor al recordar que nuestro organismo no puede evacuar fácilmente los minerales. Es el caso del hierro, por ejemplo, que, aunque resulta fundamental para mantenernos vivos, puede volverse muy tóxico si se acumula en grandes cantidades en el hígado (cirrosis hepática, hemocromatosis). Como los minerales deben ser absorbidos y trasladados por transportadores específicos, es posible regular sus aportes. Esto explica por qué solo asimilamos un pequeño porcentaje del hierro que consumimos.

Estos detalles son de gran importancia a la hora de interpretar los resultados de los análisis de sangre que se han realizado a personas que han estado ayunando durante mucho tiempo. En contra de lo que la lógica nos haría pensar, estos estudios han revelado que abstenerse de comer durante un largo periodo de tiempo a veces provoca un aumento de la circulación de metales pesados en la sangre. Esto resulta especialmente peligroso porque la toxicidad de los metales pesados no solo depende de su cantidad, sino también del lugar donde se almacenan.

El hígado es el principal órgano implicado en su depuración. Tiene muchas enzimas especiales (conocidas como citocromo P450) capaces de solubilizar los metales pesados y diluirlos en la bilis. Este líquido, cuya función principal es favorecer la digestión de las grasas, también permite la excreción de ciertas toxinas, ya que se evacua del organismo a través de las heces tras su paso por los intestinos.

Ahora se sabe que el ayuno prolongado reduce la eficacia de este sistema de eliminación de metales pesados. ¿Y cuál es el motivo? Pues que el organismo reacciona a las carencias de minerales (calcio, hierro, magnesio) resultantes del cese de la ingesta de alimentos aumentando el número de células transportadoras de minerales en el intestino. Como consecuencia, se incrementa la reabsorción de metales pesados que se habían excretado en la bilis. Esta reabsorción resulta problemática. Los metales pesados «digeridos» de este modo vuelven al torrente sanguíneo general y corren el riesgo de contaminar órganos sensibles como el corazón, los pulmones, el cerebro, los riñones, etc. También es importante tener en cuenta que esta contaminación se agravará aún más al final del ayuno, ya que las células intestinales tardarán unos días en reducir su número de transportadores de minerales. Por lo tanto, una persona que rompe el ayuno está expuesta a una cantidad significativa de metales pesados en la dieta y tiende a absorber un porcentaje mayor de ellos que una persona que no ha seguido una dieta determinada.

El ayuno tiene el efecto de aumentar la reabsorción de los metales pesados eliminados en la bilis y su redifusión en el organismo. Afortunadamente, es fácil minimizar estos riesgos hidratándose con regularidad con agua rica en minerales como el magnesio. Otra forma de reducir el riesgo es consumir bebidas que contengan altos niveles de catequinas o polifenoles (té, café, chocolate, infusiones). Estas sustancias son quelantes de metales. Se unen a los iones metálicos y reducen su absorción. Aunque esta técnica puede tener cierta eficacia, presenta un inconveniente que no se debe pasar por alto. Como los quelantes no dirigen su acción específicamente a los metales pesados, también pueden provocar carencias de hierro y calcio. Sin saberlo, los japoneses han adoptado hábitos especialmente adecuados para contrarrestar este problema. No consumen té verde con las comidas, excepto cuando hay sushi en el menú.

El transporte de minerales está regulado en la mucosa intestinal por la expresión de transportadores específicos.

La carencia de minerales provoca un aumento del número de transportadores y favorece la reabsorción de los metales pesados que habían sido eliminados por el hígado en la bilis.

El ayuno demasiado prolongado provoca carencias de minerales y, paradójicamente, vuelve a contaminar el organismo con sus propios metales pesados.

La mejor manera de protegerse contra estos riesgos es consumir agua con un alto contenido en minerales (magnesio) o, en caso de carencias graves, complementos alimenticios ricos en minerales (magnesio y zinc).

Refuerzo de la capacidad de nuestro organismo para producir glutatión:
la verdadera trampa para los metales pesados

Hemos visto que, aunque la contaminación con metales pesados de nuestros alimentos tiene principalmente un origen industrial, algunos productos —como el arroz y el té— contienen dosis del mercurio que se encuentra de forma natural en el suelo. Esto significa que el reino animal (al que pertenecemos) siempre ha estado expuesto a estas sustancias nocivas. Basándonos en los principios de la teoría de la evolución, podemos suponer que nuestros cuerpos deben haber desarrollado mecanismos de defensa para eliminarlos. Si logramos identificar moléculas sintetizadas por nuestras enzimas que puedan adherirse a los metales pesados, podríamos intentar aumentar su producción y actividad.

Como recordatorio, hemos aprendido que el mercurio es tóxico porque se une a los aminoácidos azufrados que contienen tioles, modificando así la forma de las proteínas y desactivando las enzimas que forman. Sabiendo esto, podemos imaginar que nuestro organismo podría protegerse sintetizando una gran cantidad de pequeñas moléculas que contengan tioles capaces de captar los metales pesados de igual manera que los anzuelos atrapan a los peces.

El glutatión encaja perfectamente en este perfil. Es una molécula compuesta por tres aminoácidos: una glicina, una cisteína y un ácido glutámico. En general, los aminoácidos están compuestos por cuatro tipos de átomos: hidrógeno, carbono, oxígeno y nitrógeno. Esto explica por qué nuestro cuerpo es capaz de cambiar el ensamblaje de estos cuatro tipos de átomos para convertir ciertos aminoácidos en otros aminoácidos. No obstante, la eficacia del glutatión responde a la presencia de un átomo de azufre en la cisteína. Nuestras enzimas no pueden crear azufre *ex nihilo*, por lo que debemos consumirlo a través de la dieta para producir glutatión. Sin embargo, hay dos aminoácidos que contienen azufre: la cistina y la metionina.

El glutatión no solo sirve para atrapar metales pesados, sino que también es esencial para reciclar la vitamina C, que a su vez recicla la vitamina E que hemos mencionado antes. Esto explica por qué muchas enfermedades como el cáncer, la formación de placas de ateroma, el Alzheimer, la diabetes y la inflamación pulmonar son en parte el resultado de una deficiencia de glutatión.

Una dieta deficiente en proteínas, y en particular en cisteína, cistina y metionina, conduce inevitablemente a una reducción de la cantidad de glutatión en nuestro organismo. Además de la carne, las lentejas, la avena y el tofu también son excelentes fuentes de aminoácidos azufrados. Los suplementos alimentarios de proteína de suero (whey) y de proteína de soja contienen cantidades significativas de cistina. Las investigaciones han demostrado que estos productos, utilizados principalmente por practicantes de culturismo y entusiastas del fitness, pueden ayudar a las personas mayores que tienen dificultades para alimentarse a aumentar sus niveles de glutatión.

Nuestro organismo crea pequeñas moléculas que pueden atrapar los metales pesados para impedir que se adhieran a las proteínas de nuestras enzimas. Estas moléculas se denominan glutatión.

El glutatión también sirve para reciclar la vitamina C e, indirectamente, la vitamina E.

La deficiencia de glutatión se asocia a un mayor riesgo de desarrollar diabetes, enfermedades neurodegenerativas y trastornos cardiovasculares y respiratorios.

El glutatión está compuesto por tres aminoácidos. El que está activo, la cisteína, contiene un átomo de azufre.

Una carencia de aminoácidos azufrados como la cisteína, la cistina y la metionina provoca una disminución de la producción de glutatión.

La carne, las lentejas, la avena y el tofu son excelentes fuentes de aminoácidos azufrados.

Las personas mayores que tienen dificultades para alimentarse pueden consumir 15 gramos diarios de proteína de suero (whey) o de soja para paliar sus carencias. Pueden mezclarse con zumo de limón para facilitar su digestión.

Reglas para reducir las moléculas proinflamatorias que circulan en la linfa

En las manos adecuadas o en las equivocadas, un arma sigue siendo un arma. En ataque o como defensa, el resultado es el mismo: siempre sirve para herir o matar a un ser vivo. Por lo tanto, no puede haber guerra limpia.

En muchas revistas para el gran público, los ganglios linfáticos se presentan como estaciones de depuración de la linfa. En realidad, son más bien cuarteles militares, pues contienen soldados eficaces para destruir a los agresores pero incapaces de sanar nuestras células dañadas. El sistema inmunitario mata, no repara.

Gracias a los avances de la investigación médica de las últimas décadas, la comunidad científica es consciente de que muchas enfermedades como la diabetes, los trastornos neurodegenerativos y ciertos problemas hepáticos y cardiovasculares son consecuencia directa de los daños colaterales del arsenal empleado por nuestras defensas naturales. El análisis exhaustivo del contenido linfático antes y después de llegar a los ganglios ha demostrado que estos órganos no solo no eliminan los lípidos oxidados y los metales pesados, sino que además liberan una amplia variedad de moléculas proinflamatorias denominadas citoquinas. Cuando se segregan en cantidades excesivas, pueden recorrer largas distancias a través de la linfa y el torrente sanguíneo y acabar sensibilizando a las células inmunitarias de otros órganos, provocando reacciones autoinmunes. Por ejemplo, el desencadenamiento y el agravamiento de crisis de asma después de las comidas como consecuencia de la secreción de citoquinas en la parte del sistema linfático que conecta los intestinos y los pulmones pone de manifiesto que los hábitos alimentarios desempeñan un papel muy importante en el proceso inflamatorio.

A continuación analizaremos diferentes métodos para reducir el riesgo de secreción incontrolada de citoquinas en la linfa. Al igual que hemos hecho con los lípidos oxidados y los metales pesados, empezaremos por analizar la naturaleza de estas moléculas y los mecanismos implicados en su secreción para comprender mejor cómo limitar su producción.

Si no desea profundizar en los detalles, puede consultar directamente la sección «Información clave».

Para entender cómo se secretan las citoquinas, es necesario considerar tanto su estructura como su función. El análisis de su composición reveló que se trata de pequeñas proteínas hidrosolubles. Por tanto, pueden circular libremente por la sangre y la linfa. Su nombre nos remite a su función. La palabra «citoquina» se compone de dos términos derivados del griego antiguo: *cytos*, que significa célula, y *kinos*, que hace referencia a la noción de puesta en movimiento. Por lo tanto, se puede deducir que las citoquinas son moléculas similares a las hormonas que pueden circular por nuestro organismo y modificar el funcionamiento de las células que tienen receptores capaces de detectarlas.

En la literatura científica, las citoquinas se clasifican en varias categorías, la más conocida de las cuales es la familia de las interleuquinas. Este término significa que son moléculas que se utilizan principalmente para la comunicación entre los glóbulos blancos. No es posible detallar todas las citoquinas en este libro, pero quédese con que algunas de ellas son más bien antiinflamatorias, como la interleuquina 10, y otras, como las interleuquinas 1 y 6, son proinflamatorias. Estas últimas son responsables de la aparición y el agravamiento de muchas enfermedades autoinmunes. Este es uno de los factores que contribuyen al desarrollo de fibrosis y coágulos sanguíneos en muchas personas infectadas por COVID-19.

Estas citoquinas son señales de alarma que incitan a nuestras células inmunitarias a utilizar sus armas. Se segregan principalmente cuando las células soldado detectan a un enemigo. Contrariamente a lo que podría pensarse, los macrófagos y las células dendríticas presentes en el medio intersticial distan mucho de ser centinelas con sentidos agudos. Más bien, son guerreros ciegos que exploran el terreno con sondas conocidas como receptores «de tipo Toll». No son capaces de determinar la naturaleza de un enemigo observándolo en su totalidad, solo pueden reconocer «al tacto» ciertas partes de su uniforme. Los científicos denominan a estas moléculas PAMP. Para simplificar la lectura, en este libro nos referiremos a los PAMP simplemente como antígenos. Es importante señalar que la sonda de células inmunitarias no es capaz de distinguir entre el antígeno de una bacteria viva y el de una muerta. Uno de los antígenos más conocidos es el lipopolisacárido (LPS), componente de la pared de muchas bacterias. Si se inyecta en el torrente sanguíneo de una persona, provoca una reacción inmunitaria aguda que puede provocar la muerte. Cuando estas moléculas circulan en pequeñas cantidades en la linfa, pueden provocar un fenómeno de inflamación crónica que alterará la función de muchos órganos.

... INFORMACIÓN CLAVE ....

Las células de la inmunidad innata son «ciegas», tienen que utilizar receptores para «sentir» su entorno inmediato. Estos receptores no pueden analizar una bacteria o una molécula en su totalidad, sino que se limitan a reconocer determinadas partes de su superficie.

Las moléculas que provocan una reacción de nuestras células inmunitarias se denominan antígenos, el más conocido de los cuales es el lipopolisacárido. En las publicaciones científicas se denomina LPS.

Las células inmunitarias no pueden diferenciar entre LPS de bacterias vivas o muertas.

Cocinar nuestros alimentos mata muchas de las bacterias, pero no reduce la presencia de LPS, a quien no afecta el calor.

Si entran grandes cantidades de LPS en el torrente linfático o sanguíneo, pueden provocar reacciones inflamatorias agudas e incluso la muerte. La exposición regular a una pequeña cantidad de LPS provoca fenómenos de inflamación crónica difusa en varios órganos como los pulmones, el sistema nervioso y el corazón.

Reducción de los riesgos
de hiperpermeabilidad intestinal

para regular la circulación
de moléculas prooxidantes
en la linfa

Una de las principales fuentes de LPS es, sin duda, nuestra alimentación. Cocinar nuestros alimentos mata efectivamente a las bacterias que se encuentran en ellos, pero debemos ser conscientes de que la destrucción de sus membranas aumenta la dispersión de los antígenos. Uno de los consejos para limitar los fenómenos de inflamación crónica podría haber sido evitar el consumo de alimentos contaminados con LPS. Lamentablemente, este método no es viable, ya que son sobre todo las frutas y hortalizas, y especialmente las procedentes de la agricultura ecológica, las que más contienen.

Los LPS no pueden atravesar la barrera intestinal por su gran tamaño. Sin embargo, hay varios factores que pueden provocar su intrusión en los vasos linfáticos. La principal causa de contaminación de la linfa por LPS es la descomposición de la mucosa intestinal. Esta última está conformada por una línea de células llamadas enterocitos que están conectadas entre sí por «uniones estrechas». Normalmente, estas uniones son lo suficientemente laxas como para permitir el paso de minerales (como el hierro y el calcio), pero lo bastante estrechas como para bloquear moléculas grandes como los LPS. Lamentablemente, una mala alimentación puede provocar alteraciones en las proteínas que componen estas uniones estrechas.

Zinc, carencias aún demasiado frecuentes

que provocan huecos en la barrera intestinal

Poco conocido por el gran público, el zinc es un oligomineral tan vital como el sodio, el hierro y el calcio. En concreto, participa en la formación de dominios de unión al ADN (algunos de los cuales se conocen como dedos de zinc) que son esenciales para la expresión de nuestro patrimonio genético. En otras palabras, sin zinc, partes enteras del ADN del núcleo de nuestras células no pueden utilizarse.

Las carencias de zinc son bastante frecuentes en nuestra sociedad y alteran la síntesis de las proteínas (claudina y ocludina) responsables de mantener la cohesión entre las células intestinales en las uniones estrechas. Como el zinc es esencial para el desarrollo de las células inmunitarias, su déficit se manifiesta a menudo en forma de infecciones del aparato digestivo y diarrea en los niños pequeños.

Las personas con mayor riesgo de desarrollar déficit de zinc son los niños, los adolescentes jóvenes que no han terminado de crecer y las mujeres embarazadas y lactantes, ya que tienen unas necesidades diarias superiores a la media. Las personas mayores también deben prestar atención a su ingesta, ya que tienden a consumir menos alimentos y sus intestinos son menos eficaces a la hora de absorber minerales.

Las mejores fuentes de zinc son las ostras, seguidas de la carne roja y el queso. Es posible encontrarlo en las semillas de sésamo, las almendras, el tofu firme, las setas shiitake y los cereales. Es importante saber que el ácido fítico presente en grandes cantidades en los cereales se adhiere al zinc (así como al hierro y al calcio) y reduce en gran medida su asimilación en el intestino delgado. Esto significa que las personas que no consumen productos de origen animal deben consumir al menos el 150 % de la cantidad diaria recomendada de zinc para evitar carencias. Existe un método para reducir el contenido de ácido fítico de los cereales. Consiste en dejarlos en remojo en agua durante unas diez horas antes de cocinarlos para iniciar la pregerminación, un proceso que provocará una reducción de la concentración de ácido fítico.

El zinc también puede consumirse en forma de suplementos alimenticios. Las ONG suelen utilizarlos en países donde parte de la población sufre malnutrición a fin de combatir las epidemias de diarrea, responsables de la muerte de miles de niños cada año. En nuestras sociedades occidentales, el consumo de suplementos alimenticios que contengan zinc también puede ser útil, pero es preferible seguir tratamientos ocasionales que duren solo unos días. Un consumo excesivo puede provocar numerosos efectos secundarios y, en algunos casos, reacciones alérgicas.

Las proteínas,

un componente fundamental para mantener la unión de las células de la mucosa intestinal

Hemos visto que la eficacia de la barrera intestinal depende de la integridad de las uniones estrechas que conectan las células enterocitos. Dado que estas uniones están compuestas por diferentes proteínas, se puede deducir que una dieta deficiente en aminoácidos aumenta la probabilidad de sufrir hiperpermeabilidad intestinal. Las personas mayores y las que practican restricciones alimentarias graves y prolongadas son las más expuestas a esta condición. Las uniones estrechas están formadas principalmente por aminoácidos no esenciales, como la glutamina, presentes en las proteínas animales y vegetales.

Fructosa,

un demonio con cara de ángel

Indispensables para la producción de nuestra energía en forma de ATP, los azúcares, llamados carbohidratos por los bioquímicos, también influyen en la integridad de la barrera intestinal.

La glucosa requiere la presencia de insulina en la sangre para penetrar eficazmente en nuestras células y transformarse en una molécula energética (ATP). La diabetes de tipo 2, cuya incidencia sigue aumentando en los países de la OCDE, hace que las células sean insensibles a la insulina. Como la fructosa no necesita esta hormona para entrar en nuestras células, durante mucho tiempo se pensó que era más saludable que la glucosa. En los últimos años, un creciente número de investigaciones científicas parece sugerir lo contrario. Nuestro organismo está diseñado principalmente para funcionar con glucosa y, aunque esta puede contribuir al aumento de peso, su metabolismo produce menos derivados tóxicos que la fructosa. Los experimentos han demostrado que las concentraciones elevadas de fructosa no solo provocan un estrés grave en el hígado, sino que, por razones que aún no se comprenden del todo, también alteran la expresión del ADN en las células intestinales y reducen la síntesis de las proteínas responsables del mantenimiento de las uniones estrechas (ocludina y ZO-1).

Los efectos de la fructosa no se reducen a la alteración del funcionamiento de nuestras células, sino que también afectan a los microorganismos que componen nuestra microbiota. Se sabe que los intestinos no son capaces de absorber más de cuarenta gramos de fructosa al día. Los investigadores descubrieron que el exceso de azúcar es metabolizado por una familia particular de bacterias presentes de forma natural en nuestra flora intestinal, las *Prevotella*. Pertenecen a la categoría denominada «gramnegativa», que contiene una elevada concentración de LPS en sus membranas.

En resumen, la fructosa aumenta la cantidad de LPS presente en nuestros intestinos e incrementa el riesgo de que estos antígenos atraviesen las uniones estrechas de los enterocitos y contaminen la linfa. Esto explica por qué este azúcar, al igual que la proteína del gluten del trigo, se asocia a muchas enfermedades inflamatorias.

Por lo tanto, para sanear la red linfática, es esencial controlar el consumo de fructosa. Como su nombre indica, esta molécula está presente principalmente en la fruta en cantidades variables según la especie. Las manzanas, las peras y los dátiles contienen mucha más cantidad que los albaricoques y las nectarinas.

Antes de continuar, me gustaría recalcar que no es necesario eliminar por completo este carbohidrato (azúcar) de su dieta, ya que no afecta a la salud cuando se consume en cantidades razonables (treinta y cinco gramos al día). La mejor manera de regular su ingesta no es comer menos fruta, sino limitar al máximo los alimentos industriales que contienen un alto contenido de fructosa añadida en forma de edulcorantes. El principal culpable de las «sobredosis» es, sin duda, el jarabe de maíz modificado (JMAF 90) que se utiliza en la bollería y las galletas de bajo coste. ¡Contiene nada menos que un 90 % de fructosa! También hay que señalar que el azúcar de mesa está compuesto por sacarosa, que se forma a partir de la combinación de una molécula de glucosa con una molécula de fructosa. Esto explica por qué las bebidas azucaradas y especialmente los refrescos contienen mucha fructosa. Un litro de Coca-Cola o Pepsi aporta unos sesenta gramos, que es más de lo que nuestros intestinos pueden digerir fácilmente.

El consumo de miel también puede exponernos a grandes cantidades de este azúcar natural. Al igual que las frutas, su composición puede variar mucho. Existe una forma sencilla de calcular la relación fructosa/glucosa de una miel. Cuanto más líquida es, más fructosa contiene; y cuanto más rápido cristaliza, más glucosa contiene.

Una vez más, me gustaría hacer hincapié en que no es necesario evitar todos los alimentos que contengan fructosa, solo hay que tener cuidado de no consumir demasiada cantidad.

Butirato,
un regalo de nuestra flora intestinal
que mantiene el buen estado
de nuestras mucosas

Acabamos de ver que, cuando se consume en grandes cantidades, la fructosa sirve de alimento a las bacterias «malas» de nuestra flora intestinal. Podemos plantearnos entonces si hay alguna forma de promover el crecimiento de bacterias «buenas».

Antes de seguir, es importante aclarar el concepto de bacterias «buenas» y «malas». El bien y el mal son conceptos culturales que no existen en la naturaleza. Por tanto, en sí misma, una bacteria no es ni buena ni mala, es simplemente un ser vivo que lucha por su supervivencia.

Cuando las bacterias entran en conflicto directo con nuestras células (por ejemplo, la *Escherichia coli*, que provoca diarrea) o cuando tienen sustancias que tienden a sensibilizar nuestro sistema inmunitario (por ejemplo, la *Prevotella*), las consideramos malas. Por el contrario, las que emiten sustancias que aplacan nuestras defensas naturales se consideran bacterias buenas. Sin embargo, es importante entender que no lo hacen para curarnos, sino para evitar que nuestros glóbulos blancos las ataquen. A diferencia de las «bacterias malas», que se alimentan principalmente de fructosa y glucosa, estas «bacterias buenas» metabolizan las fibras vegetales solubles. Estas moléculas son carbohidratos con una estructura tan compleja que nuestras enzimas no los pueden transformar en azúcares simples. Una vez utilizadas por las «bacterias buenas», las fibras se transforman en moléculas más pequeñas como el butirato. Este último es un ácido graso que pueden utilizar nuestras células. Tiene tres funciones principales: permite a los enterocitos (células de la mucosa intestinal) producir energía, aumenta su secreción de mucosa protectora e inhibe su producción de citoquinas inflamatorias al desactivar ciertos factores de traducción del ADN de las células inmunitarias.

Por tanto, podemos deducir que si nuestro consumo de fibra es insuficiente, la producción de butirato por parte de nuestras «bacterias buenas» será demasiado baja para limitar las inflamaciones locales desencadenadas por las «bacterias malas» presentes de forma natural en nuestra flora intestinal. Aunque inicialmente se localiza en nuestro sistema digestivo, este proceso puede aumentar la porosidad de la barrera intestinal y dar lugar a la liberación de grandes moléculas inflamatorias —como los LPS— en la circulación linfática.

Para limitar los riesgos, es importante consumir alimentos ricos en fibra soluble, como las peras (que también contienen fructosa), las semillas de chía, el psilio rubio y las semillas de lino.

... **INFORMACIÓN CLAVE** ....

Las células intestinales, llamadas enterocitos, están conectadas entre sí por uniones estrechas formadas por proteínas.

Los LPS son moléculas demasiado grandes para atravesar las uniones estrechas de la mucosa intestinal en circunstancias normales.

Las deficiencias de zinc, proteínas y fibra soluble provocan una alteración de la barrera intestinal.

El consumo excesivo de fructosa no solo disminuye la síntesis de las proteínas de las uniones estrechas, sino que también genera una proliferación de bacterias malas que provocarán reacciones inflamatorias que acabarán dañando la barrera intestinal.

¿Es posible reducir la hiperreactividad
de nuestro sistema inmunitario?

Los lípidos,
no se confunda más de ácido graso

Acabamos de ver que la preservación de la integridad de la barrera intestinal es el método más eficaz para limitar el flujo de antígenos hacia la linfa. Analizaremos ahora las formas de reducir el riesgo de que el sistema inmunitario reaccione de forma exagerada ante estas moléculas.

Actuando como hormonas, las citoquinas y los eicosanoides son las principales moléculas proinflamatorias que segregan las células inmunitarias. Las citoquinas están compuestas por aminoácidos que pueden sintetizarse fácilmente en nuestro organismo a partir de otros aminoácidos, por lo que no es posible regular su producción directamente a través de la dieta. La situación es diferente en el caso de los eicosanoides, que se producen a partir de ácidos grasos esenciales. Los eicosanoides proinflamatorios se derivan del ácido araquidónico (perteneciente a la familia de los omega-6), mientras que los antiinflamatorios se producen a partir de los omega-3. Cabe señalar que el uso de lípidos para la producción de eicosanoides es relativamente aleatorio. Una enzima llamada lipooxigenasa desprende al azar lípidos de la membrana de una célula inmunitaria activada para que otra enzima (ciclooxigenasa) pueda acceder a ellos y convertirlos en eicosanoides. Si la membrana de una célula contiene una cantidad mucho mayor de omega-6 que de omega-3, existe un gran riesgo de que se amplifiquen sus reacciones inflamatorias.

Alimentos omega-3 › omega-6	Alimentos ricos en omega-6
Pescado azul (salmón, atún)	Aceite de girasol
Aceite de linaza	Aceite de maíz
Semillas de chía	Aceite de colza
Carne y huevos	Aceite de nuez

Al ser la linfa la principal red de transporte de lípidos del organismo, es importante asegurarse de que contenga suficientes omega-3. Lo importante no es tanto la cantidad de estos últimos como su proporción en relación con los omega-6.

Los aceites de nuez y colza, por ejemplo, son ricos en omega-3, pero contienen aún más omega-6. Su consumo no reequilibra la relación omega-3/omega-6 y, por tanto, no limita las reacciones inflamatorias.

La vitamina D,
esencial para regular el sistema inmunitario

Conocida por el gran público principalmente por su papel en la absorción y fijación del calcio, la vitamina D interesa ahora a la comunidad científica por sus efectos sobre el sistema inmunitario. De hecho, gracias al avance de las investigaciones, actualmente sabemos que nuestros glóbulos blancos tienen receptores específicos para esta molécula.

Antes de seguir, es necesario precisar en cierto modo la naturaleza de la vitamina D. Contrariamente a lo que sugiere su nombre, no es una verdadera vitamina, ya que su precursor puede sintetizarse en nuestra piel cuando esta recibe suficientes rayos UVB del sol. La alimentación también puede aportar este precursor en forma de vitamina D_3 (carne) y D_2 (verduras y setas). En realidad, estas moléculas están inactivas. Deben pasar por un proceso de transformación en el hígado y luego en los riñones para convertirse en calcitriol, la forma activa de la vitamina D.

Los avances de la investigación van revelando poco a poco la importancia de esta vitamina, que ya estaba presente en el plancton y que se sintetiza en todo el reino animal desde sus orígenes. Los científicos la consideran ahora una de las primeras moléculas antioxidantes seleccionadas por la evolución para proteger a los carnívoros de los radicales libres. Pero lo que nos interesa en el ámbito de este libro es su acción sobre las células inmunitarias.

Las investigaciones en este campo apenas están dando sus primeros pasos, pero los experimentos ya han demostrado que la vitamina D tiene la capacidad de reducir la acción de la inmunidad adquirida (linfocitos B y T) al tiempo que favorece la de la inmunidad innata (macrófagos). En términos sencillos, esta vitamina ayuda a limitar las reacciones autoinmunes y la inflamación aguda o crónica y, a la vez, permite a nuestro organismo protegerse contra las infecciones bacterianas o víricas.

Los casos graves desarrollados por personas contagiadas de COVID-19 han puesto de manifiesto que la carencia de vitamina D aumenta el riesgo de sufrir reacciones inflamatorias incontroladas que provocan coágulos sanguíneos y daños pulmonares.

La vitamina D es liposoluble y, por tanto, se absorbe por el sistema linfático en los lactíferos intestinales (véase el capítulo 1). Una verdadera depuración de la linfa no puede prescindir de esta vitamina. Las personas más propensas a sufrir carencias son las que no comen carne, las de piel oscura que viven en países con poco sol, los ancianos y, en invierno, toda la población del hemisferio norte. También hay que tener en cuenta que la vitamina D tiende a acumularse en el tejido adiposo. Lamentablemente, nuestro cuerpo no puede reducir sus existencias con facilidad. Por ello, las personas con sobrepeso deben consumir cantidades superiores a la dosis media recomendada (es decir, 15 µg al día).

La mejor fuente de vitamina D_3 es la carne, pero es posible encontrar vitamina D_2 en algunas setas si no se han cultivado en invernadero. Puede consumir esta vitamina en forma de complementos alimenticios, pero se desaconseja rotundamente consumir cantidades muy grandes todos los días durante largos periodos de tiempo. Personalmente, tomo estos suplementos dos veces por semana solo en los meses de invierno.

... INFORMACIÓN CLAVE ....

La vitamina D desempeña varias funciones: además de ayudar a equilibrar la concentración de calcio en la sangre, tiene propiedades antioxidantes y regula las reacciones de las células inmunitarias.

El organismo sintetiza la vitamina D cuando la piel recibe suficiente radiación ultravioleta de la luz del sol.

Nuestra alimentación también contiene precursores de esta vitamina, la vitamina D_2 y la D_3. Estos precursores son liposolubles, por lo que se absorben en el intestino a través de los vasos linfáticos.

La vitamina D contribuye a reducir las reacciones inflamatorias desencadenadas por los linfocitos B y T, al tiempo que fortalece a los macrófagos para luchar eficazmente contra las bacterias.

El consumo regular de vitamina D es esencial para mantener el equilibrio inflamatorio de la linfa. Las deficiencias pueden provocar muchas enfermedades.

Las personas de piel oscura, los vegetarianos y veganos, los ancianos y las personas con sobrepeso suelen tener carencias de vitamina D.

La vitamina D_3 se encuentra principalmente en la carne y el pescado azul. Los únicos alimentos de origen no animal ricos en vitamina D (D_2) son las setas que no se cultivan en invernaderos.

3

Método para mantener la circulación en el conjunto del sistema linfático

El sistema linfático se ocupa de drenar una media de ocho a doce litros diarios de exceso de líquido intersticial. Sin este ingenioso sistema, todos nos pareceríamos al Hombre Elefante.

Los bloqueos completos de la circulación linfática son extremadamente raros, pero la edad, el sobrepeso y ciertos hábitos dietéticos pueden provocar una ralentización significativa del flujo de la linfa en determinadas partes del cuerpo. Esto se traduce inicialmente en una acumulación de residuos metabólicos que altera ligeramente el funcionamiento de las células musculares y los órganos próximos. Como consecuencia, aparece una sensación de fatiga que persiste incluso después de una buena noche de sueño. Si esta situación se prolonga demasiado, se estancará una cantidad mayor de linfa y empezará a formarse un edema. Si este crece de forma incontrolada, puede ejercer presión sobre el tejido circundante. Este fenómeno resulta molesto cuando se produce en las piernas o en la cara, es mucho más preocupante cuando afecta al hígado y los riñones, pero cuando se produce cerca del corazón o en los pulmones, puede tener consecuencias dramáticas.

En el capítulo anterior vimos diferentes métodos para depurar la linfa aprendiendo a elegir y preparar mejor nuestros alimentos; ahora veremos diferentes técnicas no solo para potenciar su circulación, sino también para prevenir la formación de edemas.

Optimización de la circulación linfática

mediante la alimentación

Durante mucho tiempo se consideró que la red linfática era un sistema de tuberías inertes. Esto explica por qué la mayoría de los métodos para estimular la circulación linfática solían limitarse a la ejecución de técnicas de masaje. Los avances de la investigación en los últimos veinte años han demostrado la influencia de nuestra dieta no solo en la textura de la linfa, sino también en la movilidad de los vasos que la recogen y transportan. Los masajes para drenar la linfa pueden ser útiles, pero sus beneficios durarán poco con una dieta desequilibrada. A veces es indispensable desatascar a mano un canalón, pero la verdadera solución sostenible consiste en podar las ramas de los árboles cercanos para evitar que sus hojas muertas caigan dentro y obstruyan el paso del agua con cada lluvia. En esta sección descubriremos algunas reglas sencillas pero especialmente eficaces para optimizar la circulación linfática y prevenir las principales causas que intervienen en su bloqueo.

Disminución de la viscosidad de la linfa
para facilitar su circulación

La viscosidad es uno de los factores que más influyen en la velocidad de la circulación linfática. En el capítulo 1 vimos que la linfa dista mucho de ser solo sangre ultrafiltrada y que no sirve únicamente para drenar las toxinas de nuestras células. Hemos aprendido que también ayuda a absorber y transportar las grasas de los alimentos. Ya podemos deducir que, por tanto, la elección de nuestros alimentos influye directamente en su textura.

Un consejo que solían dar los nutricionistas en el pasado era hacer dietas bajas en grasas. Ahora sabemos que se trata de un concepto erróneo, ya que los lípidos se utilizan para producir nuestras hormonas, estructurar nuestras paredes celulares y proteger nuestras neuronas. Además, reducir su consumo implica aumentar la cantidad de glúcidos para mantener la producción de energía. Sin embargo, numerosas investigaciones han demostrado que consumir demasiado azúcar aumenta el riesgo de inflamación y de enfermedades como la diabetes.

Como veremos con más detalle más adelante, la circulación linfática se ve facilitada tanto por los movimientos corporales como por el calor. Por ello, la viscosidad de la linfa es más problemática por la noche, cuando nuestro cuerpo está prácticamente inmóvil y la temperatura corporal desciende. Por lo tanto, se puede deducir que en lugar de hacer dietas drásticas que provocan carencias, es preferible tomar una gran cantidad de grasa por la mañana y limitar al máximo su consumo por la tarde. Este método, que desarrollaré con más detalle en otro libro que publicará la misma editorial, también es especialmente eficaz para perder peso sin que la masa muscular resulte afectada.

Afortunadamente, también es posible influir en la viscosidad de la linfa sin reducir la ingesta de grasas. Para ello, solo es preciso aprender a elegir mejor los lípidos. En el capítulo 2 vimos que las grasas saturadas están compuestas por cadenas de carbono «lisas» que tienden a apilarse unas sobre otras y solidificarse a temperatura ambiente, mientras que las grasas insaturadas son curvas y permanecen líquidas incluso a bajas temperaturas. Esto significa que una dieta demasiado rica en grasas saturadas puede espesar la linfa y ralentizar enormemente su circulación. Por tanto, una posible estrategia es reducir el consumo de grasas saturadas. Sin embargo, hay que tener cuidado y recordar las dos lecciones que aprendimos en el capítulo 2. A modo de recordatorio, en primer lugar, es importante no cocinar nuestros alimentos con grasas poliinsaturadas para evitar fenómenos

Ácidos grasos saturados viscosos

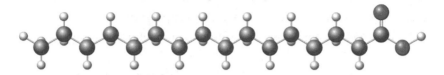

Esta estructura lineal facilita el apilamiento de varios ácidos grasos y limita así su movimiento. Las grasas saturadas son viscosas y tienden a solidificarse fácilmente.

Ácidos grasos insaturados menos viscosos

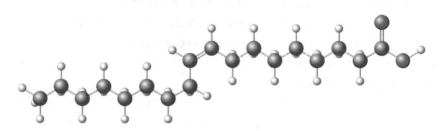

La curvatura del ácido graso impide que se adhiera fácilmente a otros ácidos grasos. Las grasas insaturadas son menos viscosas que las saturadas.

Ácidos grasos hidrogenados

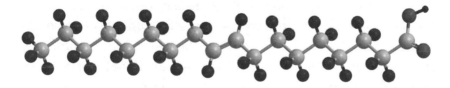

La adición de un átomo de hidrógeno rompe la curvatura del ácido graso. Esto lo hace más viscoso. Por razones que aún no se comprenden del todo, se desencadena una reacción de las células del sistema inmunitario que provoca inflamación.

de oxidación en los alimentos y, en segundo lugar, es importante mantener el equilibrio omega-3/omega-6 para reducir los riesgos de inflamación crónica.

Parece que la mezcla de grasas con otros nutrientes en nuestros alimentos también modifica la viscosidad de la linfa. Por ejemplo, la mantequilla puede ralentizar la circulación linfática intestinal mucho más que la nata fresca, que contiene más agua y proteínas que ayudan a emulsionar las grasas.

Aunque es importante no consumir demasiadas grasas saturadas, los verdaderos enemigos de nuestro sistema linfático son los aceites modificados. El primer tipo de grasa que hay que evitar son los aceites hidrogenados. Se trata de ácidos grasos insaturados a los que se han añadido átomos de hidrógeno. Esto cambia su configuración espacial y los hace mucho más viscosos. Estas grasas existen en la naturaleza, pero en cantidades muy pequeñas. Los alimentos industriales que contienen una alta concentración de grasas hidrogenadas no solo reducen la circulación linfática, sino que muchos estudios sugieren que también provocan reacciones inflamatorias de las células inmunitarias.

El otro tipo de grasa que hay que evitar absolutamente son los aceites minerales. Se producen a partir de la destilación de hidrocarburos (sobre todo petróleo) y tienen una composición muy diferente a la de los aceites alimentarios. Especialmente tóxicos, se acumulan en el hígado, pero también en los ganglios que, a diferencia de los vasos linfáticos, no pueden renovarse cuando se han dañado. En el peor de los casos, son altamente cancerígenos. Quizá la fuente más común de exposición voluntaria de nuestros alimentos al aceite mineral sea el recubrimiento de parafina de algunos dulces, medicamentos y frutas. Para no despertar sospechas entre los consumidores, este aditivo se oculta tras el código E905. También suele encontrarse en barras de labios y, sobre todo, en bálsamos labiales. Debe saber que nuestra boca es una membrana mucosa. Actúa como un minisistema digestivo, permitiendo que una pequeña proporción de las sustancias que entran en contacto con ella pasen a la circulación sanguínea y linfática. Lamentablemente, también se producen contaminaciones involuntarias de nuestros alimentos por aceites minerales. El riesgo es muy alto para los alimentos envasados en cartón reciclado, ya que los aceites minerales utilizados en la tinta del envase se filtran. Es muy difícil encontrar información al respecto, pero es altamente probable que la bollería y las carnes grasas envueltas en papel impreso también estén contaminadas.

> Cuanto mayor es la viscosidad de la linfa, más se ralentiza su circulación.
>
> La cantidad y la naturaleza de los lípidos de la dieta afectan en gran medida a la viscosidad de la linfa.
>
> No debe seguir una dieta sin grasas, porque estas son esenciales para muchas funciones vitales, como la síntesis de hormonas y la formación de las paredes de nuestras células.
>
> Es mejor consumir grasas por la mañana que al atardecer, ya que la falta de movimiento durante la noche y el descenso natural de nuestro calor corporal reducen la circulación linfática.
>
> Las grasas saturadas aumentan la viscosidad de la linfa más que las insaturadas (omega-3, omega-6, omega-9).
>
> Las grasas menos saludables son las hidrogenadas de la bollería y las margarinas, así como los aceites minerales que se encuentran en la tinta de algunos envases de alimentos y en los bálsamos labiales.

Optimización del drenaje del líquido intersticial
mediante la circulación sanguínea para descongestionar el sistema linfático

Nuestra alimentación influye directamente en la circulación linfática. Como acabamos de ver, el mecanismo de regulación más fácil de entender es probablemente la forma en que nuestros alimentos varían la viscosidad de la linfa. Sin embargo, la acción más importante de los nutrientes se encuentra principalmente en lo que los biólogos denominan la «ecuación de las fuerzas de Starling» (véase el capítulo 1). Para comprender mejor cómo podemos mejorar la capacidad de drenaje de nuestro sistema linfático, es interesante repasar la circulación de los fluidos en el medio intersticial. Si no desea profundizar en los detalles, encontrará algunas sencillas reglas dietéticas en la sección «Información clave».

En el capítulo 1 vimos cómo las fuerzas de Starling influyen en la formación de la «prelinfa», el líquido intersticial. Como recordatorio, este último se compone en gran parte de fluidos cargados de oxígeno y nutrientes que se han filtrado a través de los poros de los capilares sanguíneos como resultado de la presión ejercida por los latidos del corazón. En la ecuación de Starling, la presión sanguínea equivale a la «presión hidrostática». Una vez que estos fluidos han hecho llegar su contenido a las células de nuestros tejidos, se reabsorben en parte por los capilares sanguíneos gracias a la presión oncótica. Este término técnico se refiere a la capacidad de las proteínas sanguíneas de gran tamaño (albúmina) de aspirar una pequeña cantidad de agua del medio intersticial como si fueran esponjas.

Sin embargo, cierta cantidad de líquido no se reabsorbe porque contiene residuos metabólicos expulsados por nuestras células que son demasiado grandes para pasar a través de los poros de los capilares sanguíneos. Los vasos linfáticos iniciales cercanos recogen este exceso de líquido. Cuando este proceso no funciona de forma óptima, se acumula una gran cantidad de agua y se forma una hinchazón denominada edema. Si crece demasiado, puede reducir el flujo sanguíneo y, sobre todo, ejercer presión sobre los órganos vecinos y alterar su funcionamiento. Este fenómeno es especialmente peligroso cuando se produce cerca de los pulmones y el corazón. Afortunadamente, la mayoría de las veces se manifiesta principalmente como hinchazón en las piernas y los pies.

Algunos alimentos, como las proteínas y la sal, pueden variar las fuerzas de Starling e influir directamente en la formación de linfa. Acabamos de ver que las grandes proteínas de la sangre son indispensables para mantener la presión oncótica que asegura la reabsorción de una parte del líquido intersticial por los capilares sanguíneos. Esto implica que una dieta deficiente en proteínas puede provocar un mal retorno de líquidos al torrente sanguíneo. Cuando el aumento del volumen de líquido intersticial supera la capacidad de los vasos linfáticos para recogerlo, se produce la hinchazón. Este fenómeno es especialmente frecuente en las piernas y los antebrazos, ya que la linfa tiene que luchar contra la fuerza de la gravedad para volver al conducto torácico. Esto explica por qué algunas personas ensalzan las virtudes de las dietas ricas en proteínas para perder peso. En realidad, en los primeros días se trata más de una reducción de la retención de agua que de una pérdida real de grasa.

Las personas con mayor riesgo de desarrollar edemas son sobre todo los ancianos, porque consumen menos proteínas y también porque las asimilan peor. Uno de los métodos más eficaces para reducir la hinchazón de las piernas de las personas con mala circulación linfática pero sin apetito consiste en darles diez gramos de proteínas (suero de leche o soja) en el desayuno. Estos polvos pueden diluirse con zumo de limón para facilitar su digestión. Sin embargo, asegúrese de elegir mezclas sin edulcorantes. El aporte adicional de proteínas debería permitir a los capilares sanguíneos absorber más líquido intersticial y desatascar parcialmente el sistema linfático. Lo importante es elegir alimentos ricos en proteínas con poca sal.

En efecto, el segundo factor que influye en el equilibrio de las fuerzas de Starling es el consumo de sal (cloruro de sodio). Los iones de sodio de nuestra dieta modifican las dos fuerzas de la ecuación de Starling. Tienen la capacidad de absorber una gran cantidad de agua. Como electrolitos, también influyen en la reactividad de nuestros músculos y, en particular, en los músculos lisos de las arterias, que tienden a contraerse ligeramente. Una dieta con demasiada sal aumenta así el volumen de agua en la sangre y estrecha el diámetro de los vasos sanguíneos. Por lo tanto, provoca un aumento de la presión arterial. Esta última equivale a la fuerza «hidrostática» de la ecuación de Starling. Bajo el efecto de esta presión, pasará una cantidad de líquido superior al normal del interior de los capilares sanguíneos al medio intersticial.

Los iones de sodio también afectan a la variable «presión osmótica» de la ecuación de Starling. A diferencia de las proteínas de la sangre, como la albúmina, el sodio tiene un tamaño reducido y puede atravesar los poros de los capilares. Por lo tanto, se acumula en el medio intersticial. Su fuerte tendencia a atraer agua hacia sí impedirá que las proteínas de la sangre reabsorban libremente el líquido intersticial hacia el interior de los capilares. Su presencia también interferirá en la recogida de líquido por los vasos linfáticos cercanos.

En resumen, se puede decir que los iones de sodio aumentan la cantidad de líquido que sale del torrente sanguíneo a nivel de los tejidos, al tiempo que limitan su absorción por los capilares sanguíneos y los vasos linfáticos. Por lo tanto, aumentan el riesgo de retención de líquidos.

A menudo se piensa que el aumento de peso es un incremento de la grasa corporal, pero en realidad a veces se trata simplemente de una acumulación de agua en el espacio intersticial. Los dedos, la parte superior de las manos y los pies, las muñecas y los tobillos no contienen muchos adipocitos. Si estas partes del cuerpo parecen hinchadas, la persona sufre retención de líquidos.

Los masajes linfáticos pueden desalojar eficazmente este exceso de líquidos, pero no pueden evitar que se produzca. La mejor manera de mantener una buena circulación linfática consiste en controlar la cantidad de iones de sodio en nuestra dieta. Para ello, es importante tener en cuenta que gran parte de los alimentos procesados aportan tantos o más iones de sodio que la sal de mesa que nosotros mismos añadimos. El pan, las sopas industriales, el queso, muchos platos precocinados como la pizza

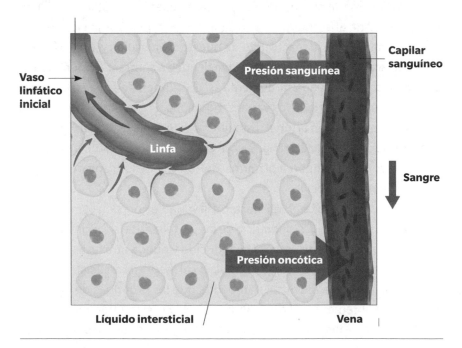

La formación de la linfa

La linfa se compone del exceso de líquido intersticial del torrente sanguíneo y del interior de las células, que es absorbido por los vasos linfáticos iniciales.

y algunas aguas minerales contienen una gran cantidad de sal. Si padece hipertensión y sus piernas tienden a hincharse, es esencial que reduzca la ingesta de estos alimentos. No debe superar los 1,2 g de sodio al día. Si le cuesta reducir la cantidad de sal que añade a la comida por cuestiones de sabor, puede probar a utilizar especias como el chile, el jengibre, un poco de pimienta o hierbas de Provenza.

... **INFORMACIÓN CLAVE** ....

Los nutrientes de nuestra alimentación influyen directamente en la formación de linfa en el medio intersticial (véase el capítulo 1).

Las grandes proteínas de la sangre, como la albúmina, ayudan a reabsorber parte del exceso de líquido intersticial y llevarlo de vuelta al torrente sanguíneo para luego eliminarlo por la orina. La deficiencia de proteínas provoca una disminución de la concentración de albúmina en la sangre y conduce a un aumento del volumen de líquido intersticial, lo que provocará la obstrucción de los vasos linfáticos iniciales.

Las personas con mayor riesgo son principalmente los ancianos, que sufren pérdida de apetito y cuyo sistema digestivo ya no es capaz de digerir eficazmente las proteínas de los alimentos. Los complementos alimenticios (proteínas de suero de leche o de soja, así como otras proteínas vegetales como las del cáñamo) diluidos en zumo de limón pueden resultar muy útiles.

Los iones de sodio de nuestra dieta favorecen la retención de agua en el medio intersticial. Al aumentar la presión arterial, incrementan la cantidad de líquido que sale de los capilares hacia el medio intersticial. Además, también se acumulan en este espacio e impiden que los vasos sanguíneos y linfáticos absorban el exceso de líquido, lo que favorece la aparición de edemas.

Cualquier intento de reducir la retención de agua debe ir acompañado de una reducción de la ingesta de sodio.

La cantidad de sal que añadimos con el salero es solo una pequeña parte de los iones de sodio que ya están presentes en los alimentos industriales que compramos. Los que más contienen son el pan, las sopas, los quesos, los platos precocinados y algunas aguas minerales.

Mejora de las contracciones de los vasos linfáticos:

el control del óxido nítrico, ese peligroso agente doble

Acabamos de observar la influencia de la alimentación sobre la formación de la linfa y su viscosidad, y ahora veremos la manera en que determinados nutrientes pueden afectar al movimiento de los vasos linfáticos.

Como recordatorio, en el capítulo 1 vimos que los vasos linfáticos «colectores» no son tubos inertes. En efecto, tienen músculos lisos que les permiten contraerse para impulsar la linfa que contienen. Mientras que los vasos linfáticos de las extremidades dependen principalmente de la presión muscular para garantizar la circulación linfática, los vasos linfáticos del abdomen recurren fundamentalmente a sus músculos lisos para llevar a cabo su función de transporte.

A diferencia de los músculos estriados, cuyo movimiento podemos controlar, los músculos lisos son ajenos a nuestra voluntad. Sus contracciones se basan en mecanismos complejos que implican dos fases: una fase de constricción y una fase de relajación.

Al igual que los trastornos de la circulación sanguínea, los problemas que afectan al sistema linfático suelen estar relacionados con una forma de «hipertensión». La contracción de los músculos lisos reduce el diámetro de los vasos linfáticos y, por tanto, ralentiza el flujo de la linfa. Para entender cómo puede la nutrición regular este fenómeno, es esencial fijarse en una molécula muy específica, el óxido nítrico (a menudo denominado NO —de *nitric oxide*— en las publicaciones científicas en inglés). Esta molécula, descubierta en el siglo pasado, recibió primero el nombre de «factor relajante del endotelio», porque relaja los músculos lisos y aumenta así el volumen de los vasos (tanto sanguíneos como linfáticos). Estas observaciones desembocaron en el desarrollo de un fármaco, la nitroglicerina (el mismo producto utilizado en dosis mucho mayores para el explosivo del mismo nombre), que aumenta rápidamente la concentración de NO en el organismo y dilata así los vasos en caso de angina de pecho.

Investigaciones posteriores revelaron que esta molécula tiene en realidad muchas otras funciones. No menos de ochenta mil publicaciones están dedicadas a ella en la base de datos PubMed, que contiene un gran número de artículos escritos por científicos de todo el mundo. Gracias a sus trabajos, ahora sabemos que la acción del óxido nítrico depende en parte del tipo de enzimas que lo sintetizan. El NO producido por las enzimas NOS 3 (*nitric oxide synthases* de tipo 3) localizadas principalmente en las paredes de los vasos sanguíneos y linfáticos actúa como vasodilatador, mientras que el producido por las enzimas NOS 2 en células inmunitarias como los macrófagos es más bien un arma oxidativa dirigida contra los agresores. Durante mucho tiempo se pensó que la existencia de estas dos enzimas podía explicar por qué el NO tiene a veces una acción globalmente positiva mientras que en otras situaciones daña nuestras propias células. Sin embargo, desde principios del siglo XXI, cada vez más estudios parecen indicar que el NO reacciona muy rápidamente con una especie reactiva del oxígeno, el ion superóxido (O_2-). Cuando estas dos moléculas entran en contacto, forman casi instantáneamente peroxinitrito, un compuesto altamente reactivo que puede causar daños importantes en nuestras paredes celulares y en el ADN. Gran parte de la comunidad científica interesada en este tema considera que la verdadera toxicidad del NO se manifiesta cuando una concentración excesiva de radicales libres en nuestro organismo conduce a la formación de peroxinitrito.

Esta información es coherente con observaciones anteriores según las cuales algunos trastornos de la circulación linfática guardan relación con déficit en la producción de NO por las paredes de los vasos, mientras que otros están vinculados con un exceso de NO producido por las células inmunitarias durante una reacción inflamatoria.

Es posible controlar este doble agente con una buena alimentación. Para conseguirlo, hay que procurar aportar una cantidad de nitrato suficiente para que las enzimas NOS 3 puedan producir el NO necesario para dilatar los vasos linfáticos y seguir las reglas comentadas en el capítulo 2 para reducir la concentración de radicales libres y moléculas proinflamatorias que circulan en la linfa. Esto también explica por qué las personas con mayor riesgo de déficit de NO en los vasos linfáticos y sanguíneos son las que tienen sobrepeso y, al mismo tiempo, padecen el síndrome de resistencia a la insulina. Este último es el factor más importante.

El consumo de alimentos vegetales crudos o cocidos al vapor, no congelados, como la rúcula, la lechuga, el brócoli, la remolacha y las espinacas, proporciona los nitratos necesarios para la producción de NO por las enzimas NOS 3.

Además del NO presente en nuestra alimentación y del sintetizado por nuestras enzimas, existe otra fuente de esta molécula que empieza a interesar a la comunidad científica: la microbiota. A menudo, el término «flora microbiana» nos remite a la «flora intestinal»; sin embargo, son varias las partes de nuestro cuerpo colonizadas por microorganismos que viven en simbiosis con nuestras células. Una de las microbiotas que solemos pasar por alto con más frecuencia es la de nuestra boca. Desde hace tiempo se sabe que las «bacterias malas» de nuestra flora bucal provocan caries y gingivitis, pero el papel de las «bacterias buenas» sigue siendo poco conocido. Algunas investigaciones sugieren que algunas bacterias sintetizan NO en nuestra boca. Al ser soluble, puede entrar en nuestro torrente sanguíneo a través de la mucosa que hay bajo la lengua. Esto explicaría el resultado de algunos estudios que parecen indicar que las personas que utilizan regularmente enjuagues bucales con sustancias químicas tienen menos NO en la sangre y se ven afectadas con más frecuencia por problemas de hipertensión.

··· INFORMACIÓN CLAVE ·····························

El óxido nítrico es un agente con una función doble. En algunos casos, sirve para dilatar los vasos sanguíneos y linfáticos para favorecer la circulación de su contenido, pero en otros actúa como molécula oxidante.

Cuando el óxido nítrico entra en contacto con radicales libres, se transforma en una molécula tóxica llamada peroxinitrito. Por ello, es importante seguir los consejos del capítulo 2 para limitar la circulación de radicales libres en la linfa.

La falta de óxido nítrico puede provocar el desarrollo de hipertensión. El consumo de alimentos vegetales crudos o cocidos al vapor, no congelados, como la rúcula, la lechuga, el brócoli, la remolacha y las espinacas, proporciona los nitratos necesarios para la producción de NO por las enzimas NOS 3.

Nuestra flora microbiana bucal es capaz de sintetizar NO, que luego absorbe nuestro organismo. Los enjuagues bucales que contienen sustancias químicas alteran el equilibrio microbiano y agravan los problemas de hipertensión de algunas personas.

Masajes, automasajes y ejercicios

para estimular la circulación linfática de forma rápida y duradera

Acabamos de analizar el papel de la dieta en la cantidad de linfa y en su textura. A continuación veremos cómo determinados movimientos del cuerpo pueden ayudar a estimular su circulación.

El método propuesto en este libro se inspira en un célebre proverbio: «Dale un pez a un hombre y comerá hoy. Enséñale a pescar y comerá el resto de su vida». Como se apunta en este dicho, la acción de dar conduce a menudo a situaciones de dependencia; por lo tanto, siempre es preferible fomentar la adquisición de un cierto grado de autonomía. Este análisis es pertinente en el contexto de la ayuda al desarrollo que brindan las ONG a determinados países que la requieren, pero también puede aplicarse al campo de los tratamientos linfáticos. Sin duda, los masajes ayudan a mejorar temporalmente la circulación de la linfa, pero no fortalecen el organismo. No obstante, como vimos en el capítulo 1, gran parte de los vasos linfáticos dependen de los músculos para impulsar su contenido. Si estos son demasiado débiles, la circulación linfática se ralentizará inevitablemente. Una de las principales teorías que defendemos en este libro es que un método para el tratamiento linfático no debe limitarse a técnicas de masaje.

La lectura de las páginas siguientes, donde se sigue prioritariamente un planteamiento global, le hará descubrir o redescubrir las principales doctrinas de las escuelas europeas de drenaje linfático de más renombre. Al mismo tiempo, le llevará por las técnicas inspiradas en las medicinas tradicionales asiáticas actualmente en boga en Japón, que implican, además de masajes, ejercicios respiratorios y movimientos musculares bien definidos. Estos últimos están diseñados para trabajar un gran número de músculos y, al mismo tiempo, son de una intensidad baja para que los puedan practicar personas mayores o con sobrepeso.

Las contraindicaciones
de obligatorio conocimiento

Antes de empezar a examinar los distintos métodos para estimular la circulación linfática, es importante recordar que, como cualquier otro tratamiento, el drenaje linfático debe realizarse con cuidado.

La mayoría de los terapeutas son honestos, pero por desgracia hay algunos que presentan sus masajes como curas milagrosas. Ya vimos en el capítulo 2 que los ganglios linfáticos no pueden depurar completamente la linfa. Si bien es cierto que la estimulación de la circulación linfática puede ayudar a mantener una cierta vitalidad, numerosos estudios científicos demuestran que el masaje puede agravar ciertas enfermedades.

A diferencia de la desinformación general que existe al respecto en Occidente, los asiáticos están generalmente al tanto de que los masajes no son recomendables cuando se tiene fiebre y, sobre todo, cuando los ganglios están inflamados. De hecho, forzar la circulación de la linfa en estas condiciones aumenta el riesgo de diseminar antígenos y extender la inflamación a otras partes del cuerpo.

De igual manera, es muy importante no dar masajes a las personas que presumiblemente tienen un tumor. Cabe señalar que, aunque hay linfocitos (como los Natural Killer) que se encargan de destruir las células cancerosas, estas últimas son capaces de sintetizar proteínas particulares (PLD1) que desactivan nuestras células inmunitarias para escapar a su control. En otras palabras, masajear a una persona con un tumor incipiente aumenta el riesgo de propagación de las células cancerosas a través de los vasos linfáticos. La dieta y un estilo de vida saludable pueden contribuir a la reducción del riesgo de desarrollar cáncer y pasar por los duros efectos secundarios de las terapias, pero cuando ya hay un tumor, es esencial consultar a varios especialistas antes de intentar hacer nada con la linfa.

El drenaje linfático tiene el efecto de aumentar temporalmente el retorno de líquidos al corazón. Por lo tanto, esta práctica no se recomienda a las personas con insuficiencia cardíaca.

Algunos masajes pueden implicar pellizcos suaves, por lo que no deben aplicarse a personas con varices.

Tixotropía,
una ley física necesaria para la aplicación de masajes eficaces

Probablemente, una de las diferencias más notables entre el masaje muscular y el masaje linfático radica en su duración. Mientras que un fisioterapeuta tiene la capacidad de relajar un músculo casi instantáneamente aplicando presión con las palmas de las manos, los dedos o los codos, o moviendo rápidamente una articulación, un linfoterapeuta no puede reiniciar la circulación linfática en solo unos minutos. En general, una sesión de drenaje dura entre una hora y una hora y media.

Estudiaremos a continuación una ley física muy concreta que explica por qué los masajes linfáticos requieren mucho tiempo de preparación para ser eficaces. Al interiorizar los mecanismos de esta ley estaremos preparados para desarrollar métodos sencillos con los que acortar al máximo la duración de un masaje sin que su eficacia se vea resentida.

La linfa es un líquido tixotrópico. Este término técnico tomado de la jerga de los físicos significa que la velocidad de circulación de la linfa influye en su viscosidad. Para entenderlo mejor, podemos comparar nuestro líquido linfático con la miel. Si se deja una miel con textura cremosa en un tarro y no se toca durante meses, tenderá a cristalizarse. Sin embargo, si la mezcla rápidamente con una cuchara grande durante unos minutos, puede comprobar que poco a poco vuelve a estar líquida. La linfa se comporta del mismo modo. Si ya hay hinchazón, la linfa no circula tan rápido como debería. Como esta ralentización provoca un aumento de la viscosidad, ya no es posible hacer que fluya rápidamente. Utilizando la metáfora de la miel, la primera media hora del masaje consiste en «mezclar» la linfa para hacerla más líquida.

Sin embargo, hay otra variable que influye en la viscosidad de un fluido: su temperatura. Si calienta un tarro de miel cremosa al baño maría, comprobará que vuelve a estar líquida sin necesidad de removerla. Una de las mejores formas de aumentar rápidamente la temperatura corporal es contraer un gran número de músculos varias veces o darse un baño caliente.

Actividad física y circulación linfática,
una asombrosa realidad que debe conocerse para evitar errores

En el capítulo 1, comentamos que gran parte de los vasos linfáticos dependen de la contracción de los músculos esqueléticos para impulsar la linfa que contienen. También acabamos de ver que el aumento de la temperatura corporal reduce la viscosidad de la linfa. Por lo tanto, es fácil deducir que el deporte puede ayudar a estimular la circulación linfática. En las páginas siguientes, descubrirá algunos ejercicios que ayudarán a que la linfa circule eficazmente. Antes de hacerlo, me gustaría recordarle que el exceso es enemigo de lo bueno. Cada vez son más las personas que practican una actividad física para perder peso y, lamentablemente, algunas de ellas lo hacen con excesivo celo. Con la esperanza de tonificar su cuerpo más rápidamente, se entregan a sesiones de entrenamiento que duran demasiado y que acaban teniendo un efecto contrario al deseado, con la aparición de edemas en brazos o piernas.

Este fenómeno nos sirve para ejemplificar que la mala ejecución de una actividad física puede provocar la obstrucción del sistema linfático. Sirven unos conocimientos básicos sobre los procesos metabólicos de las células musculares para entender la diferencia entre un entrenamiento que favorece la circulación linfática y otro que aumenta el riesgo de que se estanque.

¿Sabe para qué sirve el oxígeno que respiramos? Permite la producción de moléculas de energía conocidas como ATP, que son esenciales para la contracción de las fibras musculares. La formación de ATP tiene lugar principalmente en pequeñas estructuras ubicadas en el interior de nuestras células: las mitocondrias. Como pequeñas fábricas químicas, realizan diversas operaciones de reducción-oxidación gracias a enzimas muy específicas. El último paso en la producción de ATP se denomina «cadena de transporte de electrones». Como su nombre indica, funciona mediante la transferencia de electrones. Para evitar el bloqueo de este sistema tan bien sintonizado, nuestras mitocondrias necesitan una molécula capaz de aceptar electrones al final de la cadena y transportarlos fuera de la célula. Aquí es donde entra en juego el oxígeno proporcionado por la respiración. Al aceptar electrones, las moléculas de oxígeno cargadas negativamente se dividen en dos. Estas se estabilizan con la unión de dos protones (dos átomos de hidrógeno) cargados positivamente. Se forman así moléculas de H_2O, es decir, agua.

En resumen, la formación de la ATP necesaria para la contracción muscular se traduce en la producción de moléculas de agua por las mitocondrias. Esto implica que cuanto más tiempo entrenamos, más agua se produce en el interior de nuestras células. Este exceso de agua debe drenarse a través de la membrana hacia el medio intersticial. Cabe señalar que la síntesis de células de ATP también requiere la oxidación de glucosa, lo que conduce a la producción de numerosos residuos metabólicos (como el ácido láctico). Esto demuestra que el deporte no solo aumenta el volumen de agua en el medio intersticial, sino también la concentración de toxinas. Se explica así por qué, aunque una actividad física moderada puede ayudar a mejorar el flujo linfático al favorecer la contracción de los vasos linfáticos, un entrenamiento demasiado prolongado o intenso puede, por el contrario, provocar edemas en las personas que no tienen una buena circulación linfática.

Los ejercicios de las páginas siguientes tienen como objetivo facilitar el drenaje de la linfa. Están diseñados para permitir que el movimiento muscular ayude a los vasos linfáticos a propulsar su contenido, limitando al mismo tiempo la producción de agua y residuos metabólicos. Son de intensidad moderada y difieren significativamente de los utilizados para aumentar la fuerza muscular o promover la «quema de grasas».

Método
occidental

En Europa, la primera escuela de drenaje linfático fue desarrollada por Vodder. Se trata de un método que puede calificarse de intuitivo, ya que se desarrolló en 1930 y los fenómenos de microcirculación no empezaron a describirse de forma precisa hasta 1960. Las enseñanzas más importantes de esta escuela son las siguientes:

- Una de las particularidades del enfoque de Vodder es que nos hace tomar conciencia de que el sistema linfático forma un todo y que, por lo tanto, los masajes destinados a potenciar su circulación no deben limitarse a la zona del edema. En el capítulo 1 vimos que gran parte de la linfa entra en el torrente sanguíneo general a nivel del conducto torácico. Basándose en esta especificidad anatómica, los métodos de drenaje inspirados en la escuela de Vodder empiezan siempre por un masaje en el cuello, aunque el edema que se quiere tratar se localice en las piernas. Los seguidores de la técnica de esta escuela empiezan por «vaciar» esta parte y luego hacen lo mismo con el abdomen, a fin de deshacer cualquier bloqueo que impida que suba la linfa de los miembros inferiores.
- Los terapeutas formados en el método Vodder realizan masajes «suaves», ya que consideran que una presión excesiva de las manos sobre el cuerpo puede comprimir los vasos linfáticos y ralentizar así el flujo de su contenido. Este es el motivo por el cual los masajes linfáticos en Europa rara vez son dolorosos.
- Los movimientos de las manos del masajista se describen como maniobra de «tampón secante».

Permiten ejercer una presión hacia arriba y propagarla luego hacia abajo. La finalidad de este procedimiento es garantizar que la linfa, que se desplaza por la presión de la mano, fluya únicamente hacia delante.

- El método Vodder también incluye técnicas de «bombeo», que consisten en aplicar pequeñas presiones en ganglios específicos con

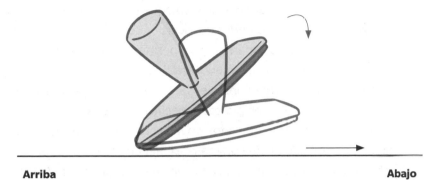

Arriba   **Abajo**

pausas de varios segundos. Esta técnica debe permitir expulsar la linfa contenida en el ganglio linfático hacia abajo y aspirar la linfa ubicada más arriba.

- A diferencia del masaje muscular, el masaje linfático debe realizarse sin utilizar aceite lubricante, ya que cualquier adición de una sustancia grasa puede aumentar la viscosidad de la linfa y obstruir aún más los canales linfáticos.

Método
japonés

Después de haber vivido en Japón durante más de una década, he observado que los masajes linfáticos japoneses difieren significativamente de los que se practican en Europa. Uno de los motivos es que muchos terapeutas locales han incorporado elementos de la medicina tradicional china. Estas son las principales características de los métodos japoneses de drenaje linfático:

- Los japoneses creen que cuando un músculo está tenso, ejerce una presión anormal sobre los tejidos circundantes y, por tanto, ralentiza la circulación linfática. Por eso suelen empezar la sesión con masajes clásicos o ejercicios articulares para relajar los músculos.

- El objetivo del masaje japonés es desbloquear la circulación linfática de los ganglios más profundos del cuerpo. Consideran que los masajes suaves son solo superficiales y permiten drenar únicamente una ínfima parte de la linfa (menos del 5 %).

- Además de aplicar la maniobra de «tampón secante», también ejercen una fuerte presión en puntos específicos con el fin de «drenar» los ganglios linfáticos ubicados en las partes más profundas. Los japoneses consideran que un masaje linfático eficaz debe ser ligeramente doloroso. Esta teoría proviene de la medicina tradicional china, cuyo fin es la estimulación de la circulación de la energía vital del cuerpo presionando determinados puntos específicos.

- Los automasajes implican con frecuencia movimientos articulares que aumentan los efectos del tratamiento al hacer accesibles determinadas zonas profundas de las articulaciones.

- Los japoneses suelen tomar baños calientes antes de un masaje para reducir la viscosidad de la linfa y facilitar así su circulación.

- En Asia se considera que el aparato digestivo es el centro energético del cuerpo y el lugar donde reside el alma. Esto explica por qué los métodos de drenaje japoneses hacen hincapié en estimular la circulación linfática en los intestinos.

- A diferencia de las escuelas europeas, los japoneses suelen recurrir a ejercicios respiratorios para mejorar la circulación linfática.

- Además de tratar las piernas, los brazos y el vientre, el masaje linfático japonés presta gran atención al rostro.

Las zonas
prioritarias para el masaje

Principales zonas de retorno
de la linfa al torrente

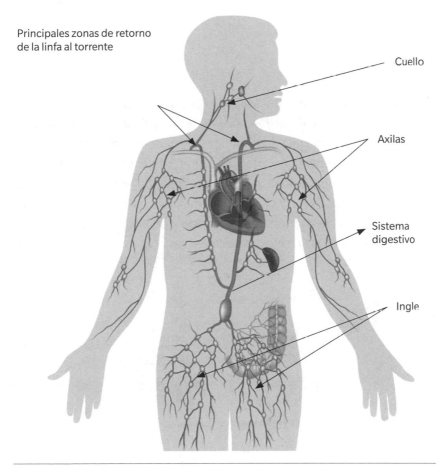

Cuello

Axilas

Sistema
digestivo

Ingle

Redes de ganglios profundos

Zonas prioritarias para el masaje

Dos ejercicios para estimular la circulación
de todo el sistema linfático

Ejercicio 1

El siguiente ejercicio se ha diseñado especialmente para ayudar a estimular la circulación en el cuello, las axilas, la ingle y, sobre todo, el diafragma, que son zonas con una gran cantidad de ganglios linfáticos.

Este entrenamiento tiene como objetivo contraer y estirar los principales músculos del cuerpo para aumentar la temperatura corporal y estimular los vasos linfáticos. La contracción de los músculos abdominales y los movimientos de rotación de las caderas ayudan a potenciar específicamente la circulación de la linfa en el aparato digestivo.

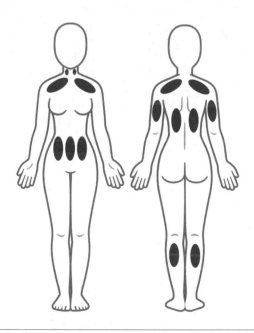

Estimulación de la circulación linfática con el ejercicio

Los movimientos diagonales de los brazos estimulan los numerosos ganglios linfáticos de las axilas que drenan la linfa de los brazos, los laterales del tronco y parte de la espalda.

Este entrenamiento debe realizarse al menos tres veces por semana como medida preventiva. Si ya existe un edema, puede realizarse con una intensidad media justo antes de uno de los masajes que se comentan en las páginas siguientes. Es mejor no hacer este ejercicio después de comer para evitar dolores de estómago.

- Etapa 1: Colóquese de pie con la espalda recta y las piernas separadas a la anchura de los hombros.
- Etapa 2: Flexione ligeramente las rodillas mientras trata de levantar los talones del suelo.
- Etapa 3: Mueva los brazos como si estuviera esprintando, pero manteniendo los pies en el suelo. El brazo derecho, flexionado unos 90 grados, se mueve en diagonal hacia la izquierda hasta que el puño alcanza el ojo izquierdo. Al mismo tiempo, el brazo izquierdo también se flexiona 90 grados y se mueve hacia atrás hasta que el puño alcanza la parte posterior de las costillas izquierdas.
- Etapa 4: Una vez hecho esto, manteniendo aproximadamente el mismo ángulo de flexión de los brazos, suba en diagonal el brazo izquierdo hasta que el puño llegue delante del ojo derecho, y baje en diagonal el brazo derecho hasta que el puño llegue a la parte posterior de las costillas derechas.
- Etapa 5: Continúe alternando derecha e izquierda a su propio ritmo durante al menos dos minutos. Para que el ejercicio sea eficaz, procure contraer ligeramente los músculos abdominales y levantar los talones del suelo. Cuanto más acompañe los movimientos de los brazos con un giro de las caderas, más amplio será el movimiento de estas últimas y más se facilitará la circulación de la linfa abdominal. El movimiento de la parte superior del cuerpo es muy similar al de un velocista. La ventaja de este ejercicio es que mueve una gran parte de los músculos del cuerpo sin ejercer demasiada presión sobre las rodillas; por eso, su ejecución resulta sencilla para las personas mayores o con sobrepeso que tengan problemas articulares.

Ejercicio 2

El ejercicio 2 permite utilizar los músculos de las piernas y los antebrazos con más eficacia que el ejercicio 1. También es más difícil; por eso, puede utilizarse como parte de un programa de entrenamiento de fuerza.

- Etapa 1: Colóquese de pie con la espalda recta y las piernas separadas a una distancia ligeramente superior a la anchura de los hombros.
- Etapa 2: Mantenga los brazos por encima de la cabeza y abra las manos.
- Etapa 3: En esta posición, flexione las rodillas y baje lentamente todo lo que pueda sin forzar (deje de bajar si siente dolor en las rodillas) manteniendo en todo momento la espalda recta. Luego vuelva a subir hasta la posición inicial. Este movimiento es similar a una sentadilla, pero sus brazos deben permanecer rectos hacia arriba durante todo el movimiento. Lo importante es realizar movimientos amplios; si no tiene mucha capacidad atlética, no vaya demasiado rápido para no quedarse sin aliento.

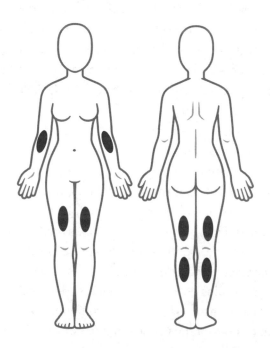

- Etapa 4: Después de hacer una serie de cinco movimientos, haga otra serie de diez movimientos, pero esta vez cierre y abra las manos lo más rápido posible al mismo tiempo. Inspire profundamente al estirar las piernas y espire con fuerza al flexionarlas.

Además de trabajar la coordinación, sentirá un fuerte ardor en los antebrazos y las piernas. Mantener los brazos en alto ayuda a que la linfa impulsada desde los antebrazos vuelva al pecho, mientras que la flexión en las rodillas permite que la linfa de las piernas vuelva al abdomen.

Protocolo para la estimulación de la circulación linfática
del rostro

En los cánones de belleza de los japoneses, uno de los atributos mejor considerados es tener una «cara pequeña». Esto explica que se hayan inventado numerosas técnicas de masaje para estimular la circulación linfática de esta parte del cuerpo. Aplicados a menudo como tratamiento de belleza, estos métodos drenan las toxinas del rostro y ayudan a aliviar ciertos dolores de cabeza y la sensación de fatiga en las mejillas y los ojos. Los siguientes ejercicios se inspiran en las técnicas japonesas de automasaje más eficaces. Su principal objetivo es descongestionar los numerosos ganglios de las orejas y los músculos de la mandíbula, que suelen estar tensos debido al estrés de la vida cotidiana.

- Etapa 1: Pellizque suavemente los lóbulos de las orejas sosteniéndolos entre el pulgar y el índice. Tire ligeramente hacia abajo unas 15 veces.
- Etapa 2: Aún con los lóbulos agarrados, realice diez rotaciones de abajo hacia arriba.
- Etapa 3: Gire la cabeza hacia la derecha y pellizque ligeramente con los dedos índice y pulgar de la mano derecha el músculo (músculo esternocleidomastoideo) que une la parte inferior de la oreja izquier-

da con la clavícula. Pellizque cinco veces y luego descienda dos centímetros a lo largo de este músculo para pellizcar otras cinco veces.

- Etapa 4: Haga lo mismo en el lado derecho.
- Etapa 5: Cierre ambos puños, encerrando el pulgar en su interior. Gire las palmas de las manos hacia la cara de modo que pueda ver los nudillos centrales de los dedos.
- Con estos, ejerza presión sobre los músculos de ambos lados de la mandíbula con un ligero movimiento de rotación de abajo hacia arriba.
- Repita el ejercicio cinco veces.

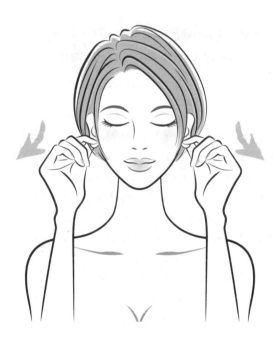

Protocolo para la estimulación de la circulación linfática
de la parte superior del cuerpo

El siguiente ejercicio también está inspirado en un método japonés. Optimiza una técnica de masaje incorporando movimientos rápidos pero suaves de las articulaciones y contracciones musculares. El objetivo es ejercer presión sobre los ganglios linfáticos profundos de las axilas para «bombear» la linfa que circula por los brazos (especialmente los tríceps), los laterales del tronco y parte de la espalda.

- Etapa 1: Levante el brazo izquierdo hacia un lado, manteniendo el antebrazo flexionado. Pellízquese la axila colocando el pulgar de la mano derecha en la unión entre el músculo del hombro izquierdo y el músculo pectoral, y coloque los otros cuatro dedos por debajo de la axila. Aplique una presión bastante fuerte con estos cuatro dedos sin llegar a sentir dolor.
- Etapa 2: Realice unas veinte rotaciones del brazo izquierdo hacia adelante y hacia atrás a una velocidad constante pero suave. Asegúrese de mantener el antebrazo flexionado de modo que la axila se cierre sobre los cuatro dedos de la mano derecha y los empuje ligeramente hacia adentro.
- Etapa 3: Haga lo mismo con el brazo contrario.

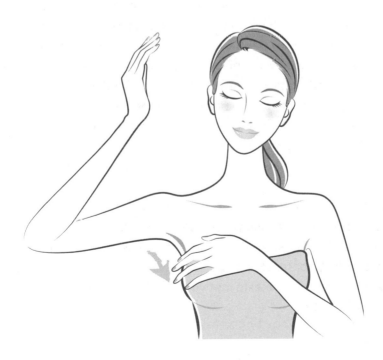

Protocolo para la estimulación
de la circulación linfática
del sistema digestivo

Combinando antiguas prácticas orientales de respiración con el masaje linfático, este ejercicio pretende estimular la circulación de los vasos profundos del sistema digestivo. No debe realizarse en la hora siguiente a la ingesta de alimentos.

- Etapa 1: Siéntese en una silla y mantenga la espalda recta.
- Etapa 2: Abra las manos. Coloque la palma de la mano izquierda en el centro del vientre, ligeramente por encima del ombligo, y luego cúbrala con la palma de la mano derecha.
- Etapa 3: Sin ejercer presión con las manos, inspire metiendo el vientre al máximo y abriendo la caja torácica (respiración abdominal inversa).
- Etapa 4: Cuando haya terminado de inspirar y el vientre esté bien hacia dentro, contenga la respiración y ejerza una suave presión hacia el interior del vientre con ambas manos (pare inmediatamente si siente dolor). Manteniendo algo de presión, masajee cinco veces efectuando rotaciones de pequeña amplitud en el sentido de las agujas del reloj y una ligera presión hacia arriba.
- Etapa 5: Suelte ligeramente la presión de las manos y espire, inflando el vientre (respiración abdominal inversa).
- Etapa 6: Repita el ejercicio tres veces.

En el sistema digestivo, la linfa debe ascender hasta el corazón, mientras que los alimentos deben descender del estómago en dirección a los intestinos hasta el recto. Los masajes que tienen por objetivo mejorar el tránsito son, por tanto, diferentes de los que pretenden potenciar la circulación linfática. Por este motivo, es imperativo que se realicen con el estómago vacío.

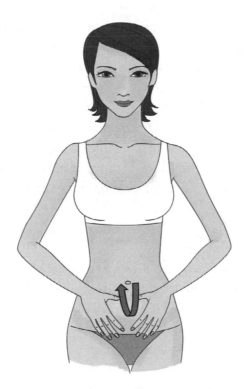

Protocolo para la estimulación de la circulación linfática
de las piernas

El siguiente ejercicio alterna el uso de pellizcos, presiones y movimiento articular. Su objetivo es relajar los músculos de las pantorrillas y los muslos e impulsar la linfa desde las piernas hasta el abdomen.

- Etapa 1: Siéntese en una silla y coloque el lateral del pie izquierdo sobre la rodilla derecha. Esta posición coloca la pantorrilla en paralelo al suelo, lo que permite que la linfa fluya por la pierna sin tener que luchar contra la gravedad.
- Etapa 2: Doble los dedos de la mano derecha hacia dentro manteniendo el pulgar abierto.

- Etapa 3: Pellizque la parte inferior de la pantorrilla izquierda con el pulgar y el índice de la mano derecha diez veces.
- Etapa 4: Repita este paso unos dos centímetros más atrás, hacia la rodilla.
- Etapa 5: Continúe hasta llegar a la rodilla.
- Etapa 6: Abra la mano derecha manteniendo juntos los cuatro últimos dedos. Pellizque la parte inferior del muslo diez veces justo por encima de la rodilla con el pulgar y los otros cuatro dedos. Este ejercicio consiste en aplicar presión con los dedos sobre el músculo, no sobre la piel.
- Etapa 7: Repita esta operación subiendo gradualmente hasta la parte superior del muslo.
- Etapa 8: A continuación, vuelva a apoyar el pie izquierdo en el suelo. Mantenga juntos los cuatro últimos dedos de la mano derecha y ejerza presión con ellos sobre la ingle izquierda. La presión debe ser firme pero no dolorosa.
- Etapa 9: Manteniendo la presión con los dedos en la ingle izquierda, levante la rodilla izquierda lo más alto posible hacia el pectoral derecho. De este modo, se deberían comprimir aún más los dedos en la ingle izquierda.
- Etapa 10: Haga lo mismo con la otra pierna.

Mantenimiento del sistema «glinfático»

para garantizar el mejor drenaje de las toxinas del cerebro

Los masajes pueden contribuir a una rápida estimulación de la circulación linfática, pero hay una parte de nuestro cuerpo que permanece inaccesible incluso para las manos de los terapeutas más avezados: nuestro cerebro. El motivo es el grosor de los huesos que lo rodean, que imposibilitan cualquier intento de ejercer presión sobre los fluidos que contiene.

Aunque resulta muy difícil acelerar voluntariamente el drenaje del sistema nervioso central, este libro parte de la premisa de que es fundamental interesarse por este tema. Solo el cerebro representa nada menos que el 20 % del gasto energético total de nuestro organismo. Las células hiperactivas también producen muchos residuos metabólicos. Entre ellas se encuentran la proteína tau y la β-amiloide, de tan mala reputación, ambas sospechosas de causar la enfermedad de Alzheimer cuando se acumulan alrededor de las neuronas. Tratar de estimular la circulación linfática en los miembros inferiores sin ocuparse de las moléculas nocivas que se acumulan peligrosamente en el cerebro es como intentar salvar un avión de un incendio concentrando todos los esfuerzos en extinguir las llamas que devoran los asientos de los pasajeros sin preocuparse de las que amenazan al aparato en la cabina. No parece muy razonable. En esta sección, examinaremos un tema que rara vez se menciona en los libros sobre la linfa: el movimiento de los fluidos dentro de nuestro sistema nervioso central.

Para abordar la manera de drenar las toxinas antes de que se acumulen alrededor de nuestras neuronas, es esencial comprender los mecanismos que regulan la circulación de los fluidos en nuestro cerebro. En el capítulo 1, vimos que los vasos linfáticos iniciales recogen los residuos metabólicos de nuestros órganos. Lamentablemente, estos vasos no existen en el interior del cerebro. O eso creíamos. Aunque gran parte de la comunidad científica estaba convencida de este dogma recogido en todos los manuales de los estudiantes de medicina, los investigadores parecen haber detectado la existencia de un ingenioso sistema de evacuación del líquido intersticial que rodea a nuestras células grises.

Antes de continuar, me gustaría señalar que los hallazgos en este campo son muy recientes y siguen siendo objeto de debate entre los expertos en neurociencia. Aunque aún se debate la vertiente teórica de la anatomía precisa de este sistema de drenaje, los experimentos han demostrado la eficacia de los métodos descritos en este libro para acelerar el flujo del líquido intersticial del sistema nervioso central. La ciencia es un campo en constante evolución. Aunque siempre es mejor entender por qué funciona una terapia, hay que tener presente que existen todavía muchas intervenciones médicas que son eficaces sin una explicación clara de las razones. Este es especialmente el caso de la anestesia general. Todos los médicos saben que las sustancias utilizadas para dormir artificialmente a un paciente funcionan muy bien, pero nadie es capaz aún de entender cómo ocurre.

Esto es lo que se ha enseñado en las facultades de medicina hasta ahora. Los vasos sanguíneos que llevan sangre al cerebro están rodeados por unas células muy específicas llamadas células gliales. Estas conforman una especie de segunda pared llamada «barrera hematoencefálica», que permite ejercer un control muy exhaustivo sobre las moléculas que salen del torrente sanguíneo hacia el medio intersticial en el que están inmersas las neuronas. Como ocurre en el resto de órganos, los vasos sanguíneos del cerebro proporcionan pequeños nutrientes a las células nerviosas, pero no pueden absorber los residuos metabólicos que liberan.

Los análisis del contenido de la materia gris nunca han revelado la presencia de linfocitos, por lo que se ha asumido como cierta la ausencia de vasos linfáticos en el cerebro. Esta suposición resulta problemática, pues implica que el órgano que produce más residuos metabólicos y es más sensible a ellos carece de un sistema de drenaje. Cuando los investigadores inyectaron en el cerebro de ratones sustancias que normalmente solo elimina la linfa, observaron que estas fluían por la pared exterior de los vasos sanguíneos. Plantearon la hipótesis de que las células gliales no envuelven directamente los vasos sanguíneos, sino que queda un espacio entre ellos que forma una especie de pequeño canal. Según sus teorías, el líquido intersticial en el que están inmersas las neuronas procede en gran parte de los capilares y se desplaza hasta las venas más cercanas, donde lo recoge este canal. Este último no es propiamente un vaso linfático, pero también permite recuperar fluidos que contienen residuos metabólicos demasiado grandes para entrar directamente en el torrente sanguíneo. Aun formado por células gliales, realiza la misma función que los vasos linfáticos; de ahí que esta red se haya denominado sistema «glinfático». Existen teorías que apuntan a una conexión entre este canal y los vasos linfáticos meníngeos del borde del cerebro. Este par «glinfático-linfático meníngeo» sería por

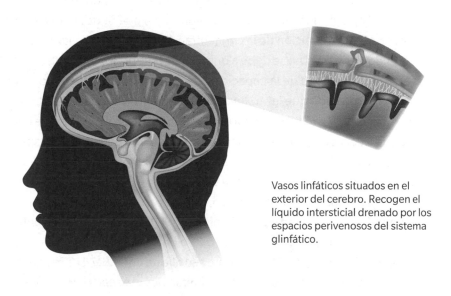

Vasos linfáticos situados en el exterior del cerebro. Recogen el líquido intersticial drenado por los espacios perivenosos del sistema glinfático.

Drenaje de las toxinas por los vasos linfáticos meníngeos y el sistema glinfático fuera del sistema nervioso

tanto responsable del drenaje de los residuos metabólicos que amenazan el buen funcionamiento de las neuronas.

Según este modelo, la depuración del sistema nervioso central depende de la capacidad del líquido intersticial para desplazarse hasta el canal que rodea las venas (canal perivenoso). Sin embargo, esta teoría plantea una cuestión importante: ¿cómo fluye el líquido intersticial de las arterias al espacio perivenoso y cómo penetra en este último? En los tejidos convencionales, estos fluidos entran en movimiento por los músculos estriados que sirven para mover nuestro cuerpo o por los músculos lisos de la pared de los vasos linfáticos, pero el cerebro y los espacios perivenosos no tienen ninguno de estos dos tipos de músculos. Esto significa que sus fluidos deben moverse de alguna otra manera.

Algunos científicos habían especulado con la posibilidad de que las pulsaciones de la sangre en las arterias que recorren el interior del cráneo ejercieran suficiente presión para hacerlos fluir. Aunque interesante, esta teoría no explica los resultados de numerosos experimentos que han constatado que por la noche hay menos residuos metabólicos de las neuronas que durante el día. Teniendo en cuenta que el gasto energético del cerebro durante el sueño solo disminuye un 15 %, puede deducirse que la considerable disminución de la concentración de residuos metabólicos en el líquido intersticial no se debe a una menor producción de estos, sino más bien a un aumento de la capacidad de drenaje. En resumen, por un lado se ha constatado que las toxinas del sistema nervioso central se eliminan mejor por la noche, y por otro existe una teoría que postula que los fluidos intersticiales de este órgano se ponen en movimiento por la presión sanguínea. Estas dos propuestas no son compatibles, ya que se sabe que durante el sueño la actividad cardíaca disminuye.

Frente a esta aparente contradicción, otros investigadores han planteado la hipótesis de que este mayor drenaje de los fluidos cerebrales durante el sueño se consigue por la disminución del volumen de las células del sistema nervioso. Esta teoría es relativamente sencilla de entender. Los residuos metabólicos de las neuronas deben recogerse por el espacio perivenoso que separa las células gliales de la pared de la vena. Para ello, los residuos deben atravesar primero el medio intersticial, que contiene muchas neuronas y células gliales. Esto equivale a intentar que un fluido relativamente viscoso fluya en un cubo que contiene arena fina. Cuanto más juntos estén los granos, más lentamente pasará el fluido. Si se pudiera reducir por arte de magia el diámetro de cada grano de arena, sería posible aumentar la velocidad a la que circula el fluido. Los investigadores creen que el drenaje de los residuos del cerebro es posible gracias al fenómeno de disminución del volumen de las células nerviosas que se observa por la noche. Esto no solo aumentaría el espacio entre las células en el medio intersticial, sino que también incrementaría la anchura del conducto perivenoso, que por tanto podría transportar más fluido.

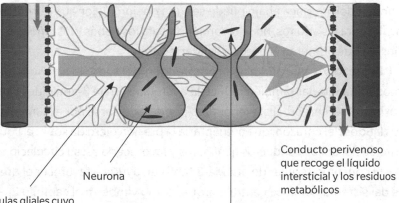

Conducto periarterial

Neurona

Células gliales cuyo diámetro disminuye durante el sueño para permitir que el líquido intersticial se drene más fácilmente

Residuos metabólicos de las neuronas

Conducto perivenoso que recoge el líquido intersticial y los residuos metabólicos

Aunque por el momento todo esto no son más que especulaciones teóricas, los experimentos han permitido constatar dos verdades. En primer lugar, los residuos metabólicos del cerebro se eliminan casi por completo durante el sueño, y la posición del cuerpo en la cama influye en la rapidez con la que se drenan algunos de los líquidos intersticiales del sistema nervioso central. Ahora se sabe que dormir de lado favorece el drenaje glinfático. Es interesante saber que otros estudios más antiguos indican que dormir sobre el lado izquierdo ayuda a reducir las molestias estomacales. En esta posición, el corazón queda en la parte inferior, lo que permite que la fuerza de la gravedad facilite el retorno de la sangre venosa y la linfa al conducto torácico.

Dormir boca abajo o boca arriba reduce la circulación linfática en la misma proporción. Sin embargo, algunos estudios han demostrado que las personas que duermen boca arriba son más propensas a roncar y a padecer apnea del sueño. Esto se debe a que los tejidos blandos de la garganta tienden a relajarse y hundirse bajo la fuerza de la gravedad y obstruyen el paso del aire. Esta es probablemente la razón por la que las personas que duermen en esta posición parecen tener un mayor riesgo de desarrollar demencia con la edad. Sin embargo, es importante tener presente que, aunque dormir boca abajo puede ser una opción mejor que dormir boca arriba para los adultos, no se recomienda para los bebés y los niños pequeños, ya que aumenta el riesgo de muerte súbita.

Por razones que aún no se comprenden del todo, la actividad física moderada regular también reduce la acumulación de β-amiloides y otras toxinas en el cerebro. Este fenómeno puede explicarse por el aumento de los latidos del corazón, que aumentaría la presión ejercida sobre el líquido intersticial en los conductos glinfáticos y favorecería así su circulación.

El consumo regular de omega-3 también ayuda a favorecer el drenaje del sistema nervioso central porque, como vimos en el capítulo 2, este ácido graso contribuye a limitar la inflamación y a reducir la rigidez de las paredes celulares.

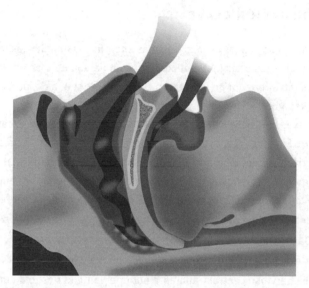

Dormir boca arriba

En esta posición, la fuerza de la gravedad hace que los tejidos blandos de la garganta se relajen y se hundan, bloqueando el paso del aire. Esto aumenta el riesgo de ronquidos y apnea del sueño.

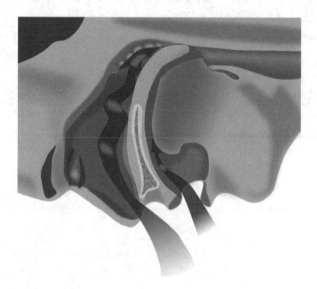

Dormir boca abajo

En esta posición, los tejidos blandos están situados hacia abajo y no están sometidos a la fuerza de la gravedad.

Las neuronas son las células que más energía consumen y las más sensibles a los residuos metabólicos. La acumulación de β-amiloides y proteínas tau alrededor de las neuronas se considera una de las causas de la enfermedad de Alzheimer.

Los vasos linfáticos están presentes en todos los órganos, excepto en el cerebro. Sin embargo, estudios recientes sugieren la existencia de un canal perivenoso denominado sistema glinfático, que permitiría el drenaje de los líquidos intersticiales y las toxinas del sistema nervioso central a lo largo de las venas hasta los vasos linfáticos meníngeos de la periferia.

Durante el sueño profundo, el volumen de las células cerebrales se reduce, facilitando así la circulación de fluidos en el sistema glinfático. La falta de sueño provoca una acumulación de residuos metabólicos en el sistema nervioso central y aumenta enormemente el riesgo de padecer enfermedades neurodegenerativas.

La posición del cuerpo durante el sueño influye en la eficacia de la circulación glinfática. La mejor posición es dormir sobre el hombro izquierdo. Dormir boca arriba favorece la apnea del sueño y el desarrollo de enfermedades neurodegenerativas. Sin embargo, nunca duerma a un recién nacido o a un niño pequeño boca abajo, ya que aumenta el riesgo de asfixia.

El ejercicio moderado aumenta la velocidad de drenaje de los residuos metabólicos.

El consumo de omega-3 limita el riesgo de inflamación y ayuda a mantener la eficacia de la circulación glinfática.

Conclusión

La linfa, conducto de eliminación de residuos, notable red de transporte de nutrientes y cuartel general del sistema inmunitario, desempeña funciones complejas y variadas, como habrá podido comprobar con la lectura de este libro. Desafortunadamente, es precisamente esta capacidad de realizar varias funciones al mismo tiempo lo que convierte al sistema linfático en un «arma de doble filo». Lograr el tránsito seguro de lípidos fácilmente oxidables a través de los residuos metabólicos y las armas desplegadas por el sistema inmunitario parece una misión imposible.

Esto explica por qué cada vez más estudios destacan que una proporción considerable de enfermedades tienen su origen en un desequilibrio de los mecanismos de drenaje de la linfa.

Ha podido descubrir en estas páginas una serie de consejos y métodos para reducir la carga de radicales libres a la que está sometido este fluido. Hemos constatado que no existen alimentos saludables o no saludables *per se*, sino que es la forma en que se preparan y la manera en que se combinan lo que determina sus efectos sobre nuestro organismo y, en particular, sobre nuestro sistema inmunitario.

Los problemas cardiovasculares, la inflamación crónica, el deterioro cognitivo, los edemas y muchas otras enfermedades modernas pueden prevenirse eficazmente adoptando un estilo de vida propicio a la depuración de la linfa. Sin embargo, hay que tener en cuenta que una vez instauradas estas dolencias, se mantienen por múltiples factores que van más allá del marco del sistema linfático. En esta fase, el uso de medicamentos, que nunca está exento de consecuencias, es por desgracia a menudo inevitable.

A menudo se acusa a las empresas farmacéuticas de comercializar sustancias químicas peligrosas, pero hay que ser consciente de que su misión es compensar de alguna manera el daño que nosotros mismos infligimos a nuestro propio cuerpo. Reducir la absorción y la formación de colesterol con estatinas, detener la producción de ácido gástrico con inhibidores de la bomba de protones o bloquear violentamente la acción de las enzimas de las células inmunitarias con fármacos antiinflamatorios, por ejemplo, son intervenciones en el metabolismo de nuestras células que tienen a menudo consecuencias difíciles de predecir.

Miles de investigadores de todo el mundo trabajan en favor del avance de la ciencia, pero en lugar de apostar por el descubrimiento de moléculas milagrosas, es preferible utilizar el conocimiento de los mecanismos de nuestro organismo para que funcionen con la menor fricción posible. No somos víctimas de la sociedad, simplemente somos víctimas de las decisiones que tomamos, porque no somos conscientes de sus consecuencias. Espero sinceramente que este libro le sirva de inspiración para desarrollar hábitos propios con los que aprovechar al máximo el potencial de su cuerpo.

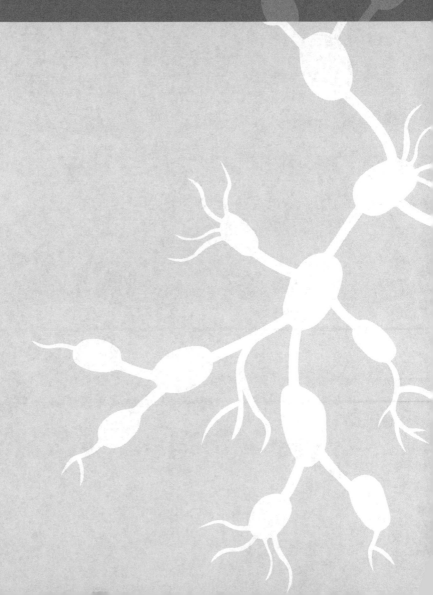

Una reflexión del autor

Contribución del descubrimiento de la linfa y su historia al conocimiento sobre la condición humana

> «Aquel que ignora su historia
> está condenado a revivirla antes o después».
> —Fariba Hachtroudi

La existencia humana es una experiencia maravillosa; sin embargo, debemos aprender a dar sentido a nuestros actos para sacar el máximo partido de aquello que nos ofrece. Se suponía que el progreso tecnológico traería la libertad a la humanidad, pero ¿se ha cumplido esta promesa? ¿Acaso no se ha convertido el «no tengo tiempo» en el mantra más popular de nuestras sociedades modernas? Nos concedemos pocas oportunidades para plantearnos «para qué» hacer algo; atrapados a nuestro pesar en una carrera diaria contra el tiempo, a menudo nos precipitamos en la búsqueda de «cómo hacerlo» y «cómo hacerlo más rápido». En palabras de Leibniz, «somos unos autómatas en las tres cuartas partes de nuestras acciones»; ¿no deberíamos detenernos a reflexionar sobre ello? ¿No cree que la vida es demasiado bella para que se nos escurra entre los dedos de esta manera? La comodidad material nos ha vuelto a veces un poco perezosos de corazón y de mente. Los automatismos pueden facilitar nuestra supervivencia, pero a menudo nos impiden vivir plenamente.

Mientras escribía el primer capítulo de este libro me vino una a la mente una pregunta: «¿Qué estoy haciendo?» Comenzar un libro sobre la linfa por la historia de su descubrimiento es lo natural, ¿qué duda podría caber al respecto? Es una idea que surgió automáticamente, pero me asaltaron dudas sobre su pertinencia. Tras varios años de investigación sobre la influencia de la alimentación en el sistema linfático, debo confesar que memorizar las numerosas etapas que condujeron al descubrimiento de la linfa no me ha servido para nada en la práctica.

De hecho, como ocurre tan a menudo en la ciencia, la investigación ha demostrado que gran parte de lo que se escribió sobre la linfa y la sangre hace siglos era erróneo. Por ejemplo, ahora se sabe que la creencia nacida en Mesopotamia de que el hígado es el órgano principal en la formación y circulación de la sangre (hepatocentrismo) no se corresponde con la realidad.

El objetivo de este libro es brindar conocimientos precisos y consejos concretos sobre los métodos para depurar la linfa y optimizar su circulación; por eso, ¿qué sentido tenía recorrer cada paso de la historia? Incapaz de responder a esta pregunta, me puse a meditar sobre el tema. Tras varios días de reflexión, me vino a la mente como respuesta el recuerdo de una cita de Voltaire: «Ya no se hacen descubrimientos del corazón humano». Los conocimientos científicos evolucionan constantemente, pero el corazón humano permanece inalterable.

El estudio de la epistemología, la historia de la ciencia, no nos ofrece nuevos conocimientos sobre el funcionamiento del mundo, pero, si se aborda con atención, puede ayudarnos a identificar rasgos característicos del funcionamiento de nuestra mente. No debemos criticar los errores cometidos en el pasado, sino analizarlos con humildad, recordando que se basaron en los rasgos de carácter de nuestros antepasados, que probablemente también actúan en nuestro inconsciente de hombres autoproclamados modernos. Muchos nos hemos percatado de que la historia a menudo parece repetirse. Si no aprendemos de los errores que nos han precedido,

¿por qué habríamos de esperar que nuestro futuro sea diferente de nuestro pasado? Partiendo de esta premisa, el análisis de las confusiones que retrasaron el descubrimiento de la linfa y la comprensión de su importancia puede resultar rico en enseñanzas. Si somos conscientes de que estamos sujetos a los mismos sesgos cognitivos, a los mismos prejuicios inconscientes que nuestros antepasados, quizá podamos limitar su influencia en nuestros juicios futuros.

El papel de la linfa
y su insuficiente valoración

Aunque la humanidad comprendió muy pronto la importancia de la sangre, durante mucho tiempo se subestimó el papel esencial de la linfa en el mantenimiento de nuestras funciones vitales. Hagamos un pequeño juego que nos ayudará a entender los motivos. Responda a esta pregunta: ¿cuál es el elemento más esencial para nuestra supervivencia a muy corto plazo? Se me ocurren unos cuantos: carne, frutas, verduras, amor, agua.

¿Ya tiene la respuesta correcta? Pues se trata del aire. En promedio, un ser humano puede sobrevivir varias semanas sin alimentos, unos tres días sin agua, pero no más de unos minutos sin los gases del aire (además del oxígeno, un cierto nivel de CO_2 en la sangre es absolutamente necesario para muchas funciones vitales).

Recuerdo que yo mismo respondí incorrectamente a esta sencilla pregunta que nos planteó mi profesor de filosofía en el instituto. Como docente en un itinerario de ciencias (bachillerato con especialidad en biología), había tratado de abrirnos los ojos sobre dos aspectos importantes del inconsciente humano. En primer lugar, a menudo tendemos a dar más importancia a lo visible que a lo invisible; y en segundo lugar, solemos limitar nuestro razonamiento al marco analítico que nos proporciona la sociedad.

Habiendo cometido yo mismo este error, comprendo mejor por qué la linfa se ignoró durante mucho tiempo. La palabra «linfa» proviene del latín *lympha*, que a su vez se deriva del griego *numphê*, que se utilizaba para designar a las deidades de manantiales y fuentes. Debido a su color transparente (o blanco en algunas partes), se consideró durante mucho tiempo que este líquido desempeñaba un papel secundario ante el rojo vivo de la sangre. Incluso hoy en día, a pesar de todos los avances de la investigación en este campo, muchos terapeutas y médicos en ejercicio siguen considerando que la red linfática es un simple sistema de drenaje cuya función es únicamente facilitar la circulación de los residuos generados por nuestras células. Veremos más adelante que la linfa desempeña un papel fundamental en las funciones inmunitarias, y ejerce también una formidable función como portador de nutrientes y sistema de comunicación entre nuestros distintos órganos.

En el campo de la neurociencia también se está produciendo una revolución. Durante mucho tiempo, el líquido cefalorraquídeo, que también es transparente, no recibió mucha atención por parte de la comunidad científica. Se pensaba que la función principal de este fluido era amortiguar los movimientos del cerebro dentro del cráneo para protegerlo de los golpes. En la última década han salido a la luz los vínculos existentes entre el líquido cefalorraquídeo y el sistema linfático. Ahora se sabe que sus funciones son esenciales para mantener la actividad del sistema nervioso central y que su mala circulación puede provocar problemas cognitivos y el desarrollo de enfermedades incurables, como el Alzheimer.

Que algo no sea visible no significa que no sea importante. Recuerdo haber aprendido esto en una presentación que tuvo lugar en las instalaciones del Comisariado de Energía Atómica y Energías Alternativas de Francia donde varios laboratorios explicaban los resultados de observar la reacción de algunas plantas cultivadas en una estación espacial. Hasta ahora, estos investigadores han conseguido que algunas especies sobrevivan hasta la edad adulta, pero sus semillas no son viables. Si bien puede parecer un fracaso, esta experiencia fue en realidad muy útil, ya que les permitió hacer un descubrimiento muy interesante. El campo magnético terrestre y su particular frecuencia vibratoria, aunque no sean tangibles, son indispensables para el correcto desarrollo de los seres vivos. Se cree que su ausencia es la causa de un defecto de desarrollo en las plantas cultivadas en las estaciones espaciales.

Hay quien considera que la ciencia solo puede ofrecer una visión puramente materialista del mundo. Pero en realidad, cuando se libera de los dogmas que la aprisionan, la ciencia lleva a menudo a interesarse por la esfera de lo invisible. El descubrimiento del bosón de Higgs, cuya existencia se demostró experimentalmente en el CERN (Centro Europeo para la Investigación Nuclear) en 2012, les valió a François Englert y Peter Higgs el Premio Nobel de Física en 2013. Reveló que la materia que conocemos y estudiamos (protones, electrones, neutrones y sus partículas elementales) solo tiene masa gracias a la presencia de un campo invisible e inmaterial llamado campo de Higgs.

En otras palabras, el mundo que definimos como «real», porque puede ser detectado por nuestros instrumentos de medida, solo puede existir gracias a la presencia de un mundo invisible y no material.

> «Estamos conectados más estrechamente
> con lo invisible que con lo visible».
>
> —Novalis

Motivos para el desconocimiento
de los mecanismos que actúan
en la circulación linfática

Desde sus orígenes, la humanidad ha tratado de comprender el misterio de la creación del mundo. Cada civilización ha intentado dar sus propias respuestas a esta pregunta universal. Aunque sea imposible resumir en unas líneas la riqueza de las numerosas reflexiones de nuestros antepasados, podemos constatar la existencia de patrones repetitivos. En Occidente, las religiones monoteístas de origen semítico suelen describir un mundo modelado por una deidad que luego se retiró de la creación, mientras que el pensamiento platónico se estructura en torno a la premisa de que todo el universo se pone en movimiento por un motor, invisible e inmóvil, ubicado en su centro.

En resumen, en Occidente tendemos a pensar en un movimiento como provocado de manera externa o interna por una sola entidad. Esta forma de pensar ha influido en nuestra concepción del funcionamiento del cuerpo humano. Como la circulación sanguínea respondía a este modelo, durante mucho tiempo se creyó que la linfa también se movía gracias a la acción de un órgano específico. Al no encontrarlo, algunos pensaron que la linfa estaba inmóvil. Incluso hoy en día, muchos terapeutas y sanitarios consideran que la circulación linfática se basa totalmente en mecanismos externos como la presión de la contracción muscular y el movimiento del esqueleto.

En Oriente, y principalmente en el vedismo, la concepción de lo «divino» es muy diferente de lo que conocemos en Occidente. En estas tradiciones se considera que el principio universal que pone el mundo en movimiento no está en el exterior ni oculto en su centro, sino difuso por toda la materia que lo compone. Por tanto, no es ni trascendente ni inmanente, sino omnipresente. Como veremos más adelante, esta forma de pensar resulta más acertada para describir la complejidad de la circulación linfática. Al igual que las venas no son simples tubos inertes, los vasos linfáticos tienen la capacidad de contraerse por sí mismos.

La observación de la belleza del mundo debe seguir sirviéndonos de aliciente para conseguir que nuestro pensamiento evolucione.

La gravitación, cuyo origen aún no está claro, parece ser una fuerza no puntual que se manifiesta en todo el universo de forma difusa. Ilustra a la perfección la importancia de alejarse del pensamiento dualista que nos lleva a limitar nuestra búsqueda de la fuerza motriz al exterior o al centro de un sistema.

«La frase más emocionante
que se puede oír en ciencia
cuando se anuncia un nuevo descubrimiento
no es "eureka" (lo encontré),
sino "es extraño"».

—Isaac Asimov

La particularidad de nuestro cerebro que ha obstaculizado la comprensión
de la complementariedad de la sangre y la linfa

En palabras de Aristóteles, «el hombre es un ser social por naturaleza»; esta afirmación podría ser la conclusión de un libro sobre neurociencia. Las investigaciones en este campo han revelado que nuestro cerebro está programado para ayudarnos a vivir en sociedad. En particular, nos permite comprender fácilmente las emociones de los demás y empatizar con ellas. Antes de ser «inteligentes», somos sobre todo seres sensibles. Sin embargo, hay que tener en cuenta que la vida en comunidad ha moldeado nuestro inconsciente de una forma muy particular. No es capaz de concebir la noción de igualdad. Todo ser humano busca su lugar en el seno de su comunidad y a veces establece instintivamente una jerarquía entre las personas que la componen. La estructura piramidal de nuestras sociedades, incluida la democracia, es en última instancia bastante similar a la de las manadas de animales, con la única diferencia de que el criterio de selección no se basa únicamente en la fuerza física.

Nos guste o no, nuestro cerebro está programado para compararnos con nuestros semejantes. Por ello, nos resulta muy difícil no emitir juicios de valor. La tendencia a distinguir entre los fuertes y los débiles influye en nuestra forma de ver el mundo.

La historia de las religiones nos muestra que, desde Oriente hasta Occidente, una gran parte de la humanidad ha intentado comprender el universo trazando analogías con las clases sociales existentes en su época correspondiente. Esto explica por qué casi todas las mitologías hacen clasificaciones entre los distintos dioses. Zeus y Odín serían los reyes de los dioses griegos y nórdicos respectivamente, mientras que Hermes y Hermod serían sus mensajeros. Incluso las principales religiones monoteístas tienen su «jerarquía celestial» que va de los ángeles a los serafines, pasando por los arcángeles y los querubines. Solo algunas corrientes espirituales orientales, como ciertas ramas del hinduismo y el taoísmo, evocan la noción del «Uno» y consideran a los «muchos» como manifestaciones igualmente valiosas del principio del creador universal.

La dificultad del hombre para concebir la igualdad se manifiesta también en la ciencia y, más concretamente, en el campo de la medicina. En las universidades se enseña que el cuerpo tiene siete órganos «nobles»: el cerebro, los pulmones, el corazón, los riñones, el hígado, el páncreas y el intestino delgado. La elección del término «noble» es bastante reveladora. ¿Acaso son indignos los demás órganos? Si este nombre hace referencia a los órganos vitales, ¿por qué no se incluye la médula espinal? Además de los linfocitos, produce los glóbulos rojos que transportan el oxígeno a todas las demás células. Los pulmones y el corazón no servirían de nada si nuestra sangre no contuviera glóbulos rojos. Entonces, ¿qué necesidad hay de establecer esta jerarquía de órganos?

La ciencia solo podrá avanzar si aprendemos a superar nuestros sesgos cognitivos, pero para ello es imprescindible tomar conciencia de ellos.

El hecho de que la linfa se haya ubicado durante mucho tiempo en un escalafón inferior a la sangre ilustra nuestra dificultad para comprender la noción de interdependencia. Ahora se sabe que no podríamos vivir sin el sistema linfático, pero lamentablemente quienes lo estudian no gozan del mismo prestigio social (y por lo tanto tampoco de los mismos medios económicos) que quienes investigan la circulación sanguínea. La medicina dará un gran paso adelante cuando comprendamos realmente que el cuerpo es el Todo y que la salud del Todo depende de la salud de cada una de sus partes. Como reza el dicho, «una cadena es tan fuerte como su eslabón más débil».

«La colaboración no tiene jerarquía.
El sol colabora con el suelo
para traer flores a la tierra».

—Dr. Amit Ray

La linfa en el cerebro,
el descubrimiento que está revolucionando la neurociencia

Solemos decir que al hombre le asusta lo desconocido; sin embargo, el análisis de la historia de la ciencia puede llevarnos a pensar que numerosos descubrimientos tardaron en llegar porque tendemos a pensar que lo que no conocemos no existe. De forma inconsciente, estamos acostumbrados a ver el horizonte como el límite del mundo. Durante mucho tiempo creímos que la Tierra era plana, por lo que muchos exploradores, a pesar de su espíritu inquieto, no se atrevían a aventurarse fuera de las zonas navegables conocidas por miedo a caer en la nada.

¿Somos los humanos modernos realmente diferentes de nuestros antepasados? Nuestros conocimientos pueden ser más amplios, pero nuestros patrones de pensamiento siguen siendo los mismos. Por ejemplo, algunos físicos como Stephen William Hawking afirman que conocemos todas las leyes del universo. Un simple cálculo matemático demuestra que esto no es posible. Nuestro universo tiene una extensión de unos 46 000 millones de años luz. Como ninguna partícula conocida puede viajar más rápido que la velocidad de la luz, no tenemos forma de detectar otro universo más allá de esa distancia. Lo que tomamos por el mundo entero puede ser solo una pequeña burbuja en un jacuzzi gigantesco. Una burbuja creada por otro big bang bien podría seguir leyes diferentes a las que conocemos nosotros. Puesto que no tenemos forma de comprobarlo, negar categóricamente la posibilidad de que existan otras formas de mundos parece una actitud poco sensata.

Por mi parte, estoy convencido de que negarse a aceptar la hipótesis de la existencia de algo que aún no puede demostrarse es un obstáculo mucho mayor para el progreso de la ciencia que creer en falsas quimeras que a menudo resultan tener una base en la realidad.

Podemos concluir que cuando la realidad está más allá de nuestra capacidad de comprensión, debemos tener la humildad de admitirlo. De hacerlo, se nos abrirá una nueva perspectiva para observar este mundo, que sigue siendo un gran desconocido. Sin embargo, es importante aprender a mirar fuera de los marcos convencionales siempre que sea posible. Esta capacidad de salirse de una estructura para intentar comprenderla mejor está revolucionando la neurociencia.

Como las neuronas son las únicas células capaces de transmitir un impulso nervioso, han copado durante mucho tiempo toda la atención. Se consideraba entonces que la materia blanca tenía un papel puramente estructural. Ahora sabemos que las células gliales que la componen son en realidad los ingenieros de nuestro cerebro. Guían el posicionamiento de las neuronas y, en su conexión (sinapsis), participan en la captación y liberación de neurotransmisores. Para entender cómo funcionan las neuronas, los neurocientíficos tendrán que bajarlas de su pedestal y empezar a observar su relación con su entorno directo.

El siglo xxi ha traído una segunda gran revolución en el campo de la neurociencia. Durante mucho tiempo se creyó que toda la anatomía del cerebro se había revelado mediante la disección. Se pensaba que el sistema nervioso central estaba aislado del resto del cuerpo por la barrera hematoencefálica. Este dogma comenzó a desmoronarse en 2012, cuando los científicos demostraron la presencia de vasos linfáticos en el cerebro de ratones. Este descubrimiento allana el camino para una mejor comprensión del papel del sueño y del sistema inmunitario en la prevención o la aparición de ciertas enfermedades neurodegenerativas.

Y de ahí extraemos la siguiente enseñanza. Aunque la hiperespecialización de los investigadores y los sanitarios se ha traducido en la adquisición de una gran cantidad de conocimientos, es muy probable que la mejora de la comprensión del funcionamiento del cuerpo humano dependa cada vez más de nuestra capacidad para realizar estudios transdisciplinares.

«Es un profundo error creer
que no hay nada por descubrir;
equivale a tomar el horizonte
por el límite del mundo».

—Antoine-Marin Lemierre

Bibliografía

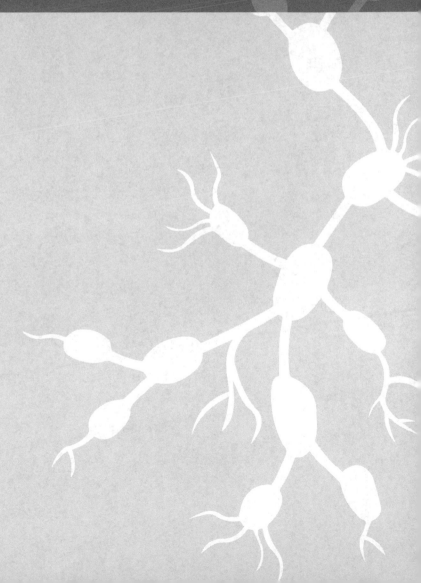

1

La linfa, al detalle

La formación de la linfa,
mecanismos por fin dilucidados

Dzieciatkowska, Monika, Angelo D'Alessandro, Ernest E. Moore, Max Wohlauer, Anirban Banerjee, Christopher C. Silliman y Kirk C. Hansen,«Lymphisno-taPlasmaUltrafiltrate:AProteomicAnalysisof Injured Patients», *Shock (Augusta, Ga.)* 42, n.o 6 (diciembre 2014): 48598. https://doi.org/10.1097/SHK.0000000000000249.

Kirk C. Hansen, Angelo D'Alessandro, Cristina C. Clement, Laura Santambrogio, «Lymph formation, composition, and circulation: A proteomics perspective», *International Immunology*, Oxford Academic. https://academic.oup.com/intimm/article/27/5/ 219/749294.

«Molecule in lymphatic system implicated in autoimmune diseases». https:// www.healtheuropa.eu/molecule-in-lympha- tic-system-implicated-in-autoimmune-diseases/98765/.

NoaSchwartz,MadhaviLathaS.Chalasani,ThomasM.Li,Zhonghui Feng, William D. Shipman, Theresa T. Lu, «Lymphatic Function in Autoimmune Diseases», MINI REVIEW *Front. Immunol.*, 20 marzo 2019. https://doi.org/10.3389/fimmu.2019.00519.

Análisis de las múltiples funciones de la linfa, mucho más que un mero sistema de drenaje

Leah N. Cueni y Michael Detmar, M. D., «The Lymphatic System in Health and Disease». https://www.ncbi.nlm.nih.gov/pmc/ articles/PMC3572233/.

Noelia Escobedo y Guillermo Oliver, «The Lymphatic Vasculature: Its Role in Adipose Metabolism and Obesity», Cell Metabolism. https://www.cell.com/cell-metabolism/ comments/S1550-4131(17)30485-0.

Schwartz, Noa, Madhavi Latha S. Chalasani, Thomas M. Li, Zhonghui Feng, William D. Shipman y Theresa T. Lu, «Lymphatic Function in Autoimmune Diseases», *Frontiers in Immunology* 10 (20 marzo 2019): 519. https://doi.org/10.3389/fimmu.2019.00519$.

Xinguo Jiang, Wen Tian, Mark R. Nicolls, Stanley G. Rockson, «The Lymphatic System in Obesity, Insulin Resistance, and Cardiovascular Diseases», *Frontiers in Physiology*, 14 noviembre 2019; 10:1402. https://www.frontiersin.org/ articles/10.3389/fphys.2019.01402/full.

Las particularidades de la circulación linfática, mecanismos sofisticados, pero un sistema frágil

Joshua P. Scallan, Scott D. Zawieja, Jorge A. Castorena Gonzalez y Michael J. Davis, «Lymphatic pumping: Mechanics, mecha- nisms, and malfunction», *J. Physiol.*, 15 octubre 2016; 594(20):5749–5768. https://www.ncbi.nlm.nih.gov/pmc/articles/PMC5063934/.

Sebastian Lucio Filelfi, Alberto Onorato, Bianca Brix y Nandu Goswami, «Lymphatic Senescence: Current Updates and Perspectives», *Biology* (Basel), 10 abril 2021; 10(4):293. https:// www.ncbi.nlm.nih.gov/pmc/articles/PMC8066652/.

Zawieja, David C., «Contractile Physiology of Lymphatics», *Lymphatic Research and Biology* 7, n.º 2 (junio 2009): 87-96. https://doi.org/10.1089/lrb.2009.0007.

2
Purificación de todo el sistema linfático

Las fases para una depuración total

Técnicas para una protección eficaz del sistema
contra el estrés oxidativo

Ahmed Mukhtiar, Jana Pickova, Taufiq Ahmad, Muhammad Liaquat, AbidFaridetMuhammadJahangir,«OxidationofLipidsin Foods», *Sarhad Journal of Agriculture* 32 (30 agosto 2016): 23038. https://doi.org/10.17582/journal.sja/2016.32.3.230.238.

Alexander J. S., Vijay C. Ganta, P. A. Jordan y Marlys H. Witte, «Gastrointestinal Lymphatics in Health and Disease», *Pathophysiology: the official journal of the International Society for Pathophysiology / ISP* 17, n.º 4 (septiembre 2010): 31535. https://doi.org/10.1016/j.pathophys.2009.09.003.

Benova, Andrea y Michaela Tencerova, «Obesity-Induced Changes in Bone Marrow Homeostasis», *Frontiers in Endocrinology* 11 (12 mayo 2020):294.https://doi.org/10.3389/ fendo.2020.00294.

Burchill, Matthew A., Jeffrey M. Finlon, Alyssa R. Goldberg, Austin E. Gillen, Petra A. Dahms, Rachel H. McMahan, Anne Tye, *et al.*, «Oxidized Low-Density Lipoprotein Drives Dysfunction of the Liver Lymphatic System», *Cellular and Molecular Gastroenterology and Hepatology* 11, n.º 2 (1 enero 2021): 57395. https://doi.org/10.1016/j.jcmgh.2020.09.007.

Dixon, J. Brandon, «Mechanisms of chylomicron uptake into lacteals», *Annals of the New York Academy of Sciences* 1207, n.º supl. 1 (octubre 2010): E5257. https://doi. org/10.1111/j.1749-6632.2010.05716.x.

Gautier, T., D. Masson y L. Lagrost, «Métabolisme des lipo- protéines de haute den- sité (HDL)», *Archives of Cardiovascular Diseases Supplements* 3, n.º 4 (diciembre 2011): 26772. https:// doi.org/10.1016/S1878-6480(11)70785-6.

«Increased Serum ox-LDL Levels Correlated with Lung Function, Inflammation, and Oxidative Stress in COPD». https://www. hindawi.com/journals/mi/2013/972347/.

«New insights into the role of iron in inflammation and atheros- clerosis - EBioMedicine». https://www.thelancet.com/article/ S2352-3964(19)30530-4/fulltext.

Schmidt, Dorothy E., John B. Allred y C. Lawrence Kien, «Fractional Oxidation of Chylomicron-Derived Oleate Is Greater than That of Palmitate in Healthy Adults Fed Frequent Small Meals 1», *JournalofLipidResearch* 40, no 12 (1 diciembre 1999): 232232. https://doi.org/10.1016/S0022-2275(20)32107-6.

«SciELO - Brasil - Lipid oxidation in meat: Mechanisms and pro- tective factors – A review». https://www.scielo.br/j/cta/a/ 3ZDMTNLBZ63pGz3DgsbyS-7h/?lang=en.

Sedgwick, Julie B., Young S. Hwang, Heather A. Gerbyshak, Hirohito Kita y William W. Busse, «Oxidized Low-Density Lipoprotein Activates Migration and Degra- nulation of Human Granulocytes», *American Journal of Respiratory Cell and Molecular Biology* 29, no 6 (diciembre 2003): 7029. https:// doi.org/10.1165/rcmb.2002-0257OC.

Staprans, Ilona, Xian-Mang Pan, Joseph H. Rapp y Kenneth, R. Feingold, «Oxi- dized Cholesterol in the Diet Is a Source of Oxidized Lipoproteins in Human Serum», *Journal of Lipid Research* 44, n.º 4 (1 abril 2003): 70515. https://doi.org/10.1194/jlr.M200266-JLR200.

Van Hecke, T., P. L. Ho, S. Goethals y S. De Smet, «The Potential of Herbs and Spi- ces to Reduce Lipid Oxidation during Heating and Gastrointestinal Digestion of a Beef Product», *Food Research International* (Ottawa, Ont.) 102 (diciembre 2017): 78592. https://doi.org/10.1016/j.foodres.2017.09.090.

Reglas

para reducir el contenido de metales pesados presentes en la linfa

Fenga, Concettina, Silvia Gangemi, Valentina Di Salvatore, Luca Falzone y Massimo Libra, «Immunological effects of occupa- tional exposure to lead (Review)», *Molecular Medicine Reports* 15, n.º 5 (1 mayo 2017): 335560. https://doi.org/10.3892/ mmr.2017.6381.

«Immune Modulation by Cadmium and Lead in the Acute Reporter Antigen – Popliteal Lymph Node Assay», *Toxicological Sciences*, Oxford Academic. https://academic.oup.com/ toxsci/article/91/1/113/1672689.

Moshrefi Zenoozi, Zahra y Seyyed Mohammad Ali Noori, «AssociationofFastingwithHeavyMetalsandMinerals»,*Journal of Nutrition, Fasting and Health* 5, n.º 4 (1 diciembre 2017): 15861. https://doi.org/10.22038/jfh.2018.29603.1109.

Reglas

para reducir las moléculas proinflamatorias que circulan en la linfa

Aldrich, Melissa B. y Eva M. Sevick-Muraca, «Cytokines are systemic effectors of lymphatic function in acute inflammation», *Cytokine* 64, n.º 1 (octubre 2013): 36269. https://doi. org/10.1016/j.cyto.2013.05.015.

Amaral, J. F., Foschetti, D. A., Assis, F. A., Menezes, J. S., Vaz, N. M. y Faria, A. M. C., «Immunoglobulin Production Is Impaired in Protein-Deprived Mice and Can Be Restored by Dietary Protein Supplementation», *Brazilian Journal of Medical and Biological Research = Revista Brasileira De Pesquisas Medicas E Biologicas* 39, n.º 12 (diciembre 2006): 158186. https://doi.org/10.1590/ s0100-879x2006001200009.

«A Review of Dietary (Phyto)Nutrients for Glutathione Support». https://www.ncbi.nlm.nih.gov/pmc/articles/PMC6770193/.

Dröge, W. y Breitkreutz, R., «Glutathione and Immune Function», *The Proceedings of the Nutrition Society* 59, n.º 4 (noviembre 2000): 595600. https://doi.org/10.1017/ s0029665100000847.

Kawabata, Katsuto, Shuji Kanmura, Yuko Morinaga, Akihito Tanaka, Tomoaki Makino, Toshihiro Fujita, Shiho Arima, *et al.*, «A highfructose diet induces epithelial barrier dysfunction and exa- cerbates the severity of dextran sulfate sodiuminduced colitis», *International Journal of Molecular Medicine* 43, n.º 3 (1 marzo 2019): 148796. https://doi.org/10.3892/ijmm.2018.4040.

«Le glutathion, un super antioxydant qui stimule aussi les défenses immunitaires», *santé log*. https://www.santelog. com/actualites/le-glutathion-un-super-antioxydant-qui-stimule- aussi-les-defenses-immunitaires.

Lee, Ga Young y Sung Han, «The Role of Vitamin E in Immunity», *Nutrients* 10 (1 noviembre 2018): 1614. https:// doi.org/10.3390/nu10111614.

Miyoshi, Yuka, Soichi Tanabe y Takuya Suzuki, «Cellular Zinc Is Required for Intestinal Epithelial Barrier Maintenance *via* the Regulation of Claudin-3 and Occludin Expression», *American J*. Physiol Gastrointest Liver Physiol (5 mayo 2016) 1;311(1):G105-16. doi: 10.1152/ajpgi.00405.2015.

Peng, Luying, Zhenjuan He, Wei Chen, Ian R. Holzman y Jing Lin, «Effects of Butyrate on Intestinal Barrier Function in a Caco-2 Cell Monolayer Model of Intestinal Barrier», *Pediatric Research* 61, n.º 1 (enero 2007): 3741. https://doi.org/10.1203/01. pdr.0000250014.92242.f3.

Roohani, Nazanin, Richard Hurrell, Roya Kelishadi y Rainer Schulin, «Zinc and its importance for human health: An inte grative review», *Journal of Research in Medical Sciences: The Official Journal of Isfahan University of Medical Sciences* 18, n.º 2 (febrero 2013): 14457.

«Staving Off Alzheimer's Disease With The Right Diet, Prescriptions», *ScienceDaily*. https://www.sciencedaily.com/ releases/2007/11/071107211036.htm.

«Tau-induced brain atrophy and neuroinflammation accele- rated by low-protein diet and decelerated by selected essential amino acids in a murine model of tauopathies», Takado, 2020, Alzheimer's & Dementia, Wiley Online Library. https://alz-jour- nals.onlinelibrary.wiley.com/doi/abs/10.1002/alz.037539.

«The Role of Vitamin D in the Immune System as a Pro-survival Molecule - Clinical Therapeutics». https://www.clinicalthera- peutics.com/article/S0149-2918(17)30235-7/fulltext.

3
Método

para mantener la circulación en el conjunto del sistema linfático

Optimización de la circulación linfática
mediante la alimentación

«Nitric oxide (NO) side of lymphatic flow and immune surveil- lance», *PNAS*. https://www.pnas.org/content/109/1/3.

«Nitric Oxide and Peroxynitrite in Health and Disease». https:// www.ncbi.nlm.nih.gov/pmc/articles/PMC2248324/.

Wu, Guoyao y Cynthia J. Meininger, «Regulation of Nitric Oxide Synthesis by Dietary Factors», *Annual Review of Nutrition* 22 (2002): 6186. https://doi.org/10.1146/annurev. nutr.22.110901.145329.

Mantenimiento
del sistema glinfático

«Brain cleaning system uses lymphatic vessels», National Institutes of Health (NIH), consultado el 18 de septiembre de 2021. https://www.nih.gov/news-events/nih-research-matters/ brain-cleaning-system-uses-lymphatic-vessels.

«Clearance systems in the brain – implications for Alzheimer disease», consultado el 18 de septiembre de 2021. https://www.ncbi. nlm.nih.gov/pmc/articles/ PMC4694579/.

Dreha-Kulaczewski, Steffi, Arun A. Joseph, Klaus-Dietmar Merboldt, Hans-Christoph Ludwig, Jutta Gärtner y Jens Frahm,

«Inspiration Is the Major Regulator of Human CSF Flow», *The Journal of Neuroscience: The Official Journal of the Society for Neuroscience* 35, n.º 6 (11 febrero 2015): 248591. https://doi. org/10.1523/JNEUROSCI.3246-14.2015.

Kylkilahti, Tekla Maria, Eline Berends, Marta Ramos, Nagesh C. Shanbhag, Johannes Töger, Karin Markenroth Bloch y Iben Lundgaard, «Achieving Brain Clearance and Preventing Neurodegenerative Diseases – A Glymphatic Perspective», *Journal of Cerebral Blood Flow & Metabolism* 41, n.º 9 (1 septiembre 2021): 213749. https://doi. org/10.1177/0271678X20982388.

Lee, Hedok, Lulu Xie, Mei Yu, Hongyi Kang, Tian Feng, Rashid Deane, Jean Logan, Maiken Nedergaard y Helene Benveniste,

McKnight, Colin D., Renee M. Rouleau, Manus J. Donahue y Daniel O. Claassen, «The Regulation of Cerebral Spinal Fluid Flow and Its Relevance to the Glymphatic System», *Current Neurology and Neuroscience Reports* 20, n.º 12 (19 octubre 2020): 58. https://doi.org/10.1007/s11910-020-01077-9.

Mestre, Humberto, Yuki Mori y Maiken Nedergaard, «The Brain's Glymphatic System: Current Controversies», *Trends in Neurosciences* 43, n.º 7 (1 julio 2020): 45866. https://doi. org/10.1016/j.tins.2020.04.003.

Natale, Gianfranco, Fiona Limanaqi, Carla L. Busceti, Federica Mastroiacovo, Ferdinando Nicoletti, Stefano Puglisi-Allegra y Francesco Fornai, «Glymphatic System as a Gateway to Connect Neurodegeneration From Periphery to CNS», *Frontiers in Neuroscience* 15 (2021): 92. https://doi.org/10.3389/ fnins.2021.639140.

«Neurofluid Dynamics and the Glymphatic System: A Neuroimaging Perspective», PubMed. https://pubmed.ncbi. nlm.nih.gov/32783417/.

«SciELO - Brasil - The glymphatic system and its relation with neurological diseases». https://www.scielo.br/j/ramb/a/ 9kJrKBMJFJfhKMWSzbLP7QQ/.

«The Effect of Body Posture on Brain Glymphatic Transport», *Journal of Neuroscience* 35, n.º 31 (5 agosto 2015): 1103444. https://doi.org/10.1523/JNEUROSCI.1625-15.2015.

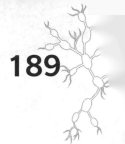

Créditos iconográficos